湛庐 CHEERS

与最聪明的人共同进化

HERE COMES EVERYBODY

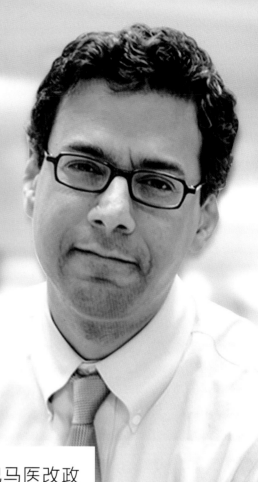

白宫健康政策顾问，影响奥巴马医改政策的关键人物，受到金融大鳄查理·芒格大力褒奖的医学工作者。

《时代周刊》2010年全球"100位最具影响力人物"榜单中唯一的医生，2014年《展望》杂志年度"全球十大思想家"。

阿图·葛文德

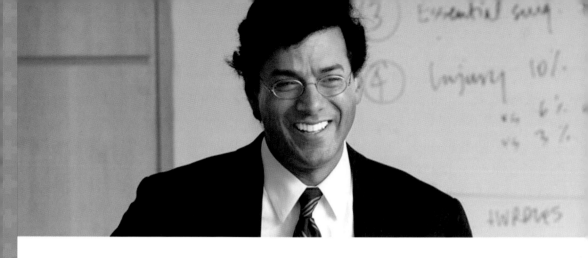

来自金融大鳄的支票

阿图·葛文德在《纽约客》上的文章不仅触动了奥巴马，同时也得到了金融大鳄查理·芒格的赞赏。看完这篇文章后，查理·芒格立即给他寄了一张两万美元的支票。

巴菲特在知名财经频道 CNBC 的 *Squawk Box* 节目上回忆起这件事："……那绝对是一篇伟大的文章，我的搭档查理·芒格坐下来，立即写了一张两万美元的支票。他从来没有见过阿图·葛文德，他们也从未有过任何信件往来，他只是将支票寄给了《纽约客》。他说：'这篇文章对社会非常有用，我要把这份礼物送给阿图·葛文德医生。'"而阿图·葛文德确实也收到了这张支票，但他没有将其存入个人账户，而是捐给了其所在的布里格姆妇女医院的外科和公共卫生部。

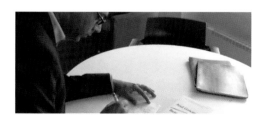

医生中最会写作的人

除了医术精湛、积极参与公共事务，阿图·葛文德在写作方面的成就更是卓越，他的专栏文章在美国公众中反响巨大，同时也斩获了众多文学奖项。他先后获得 2003 年美国最佳短篇奖、2002 年及 2009 年美国最佳科学短篇奖、2011 年美国最佳科学和自然写作奖等多个写作大奖。他撰写过的 4 本书，其中 3 本是《纽约时报》畅销书，曾入选亚马逊年度十大好书。《最好的告别》更是在 2014 年荣获众多媒体大奖。

在美国，医学院里那些有志于当作家的医学生会被称为"阿图·葛文德"。

作者演讲洽谈，请联系
BD@cheerspublishing.com

更多相关资讯，请关注

湛庐文化微信订阅号

湛庐 CHEERS 特别制作

Being Mortal

Medicine and What Matters in the End

最好的告别

关于衰老与死亡，
你必须知道的常识

［美］阿图·葛文德（Atul Gawande）◎著

王一方◎主编 彭小华◎译

浙江科学技术出版社

測一測

你真的了解衰老和死亡吗？

扫码激活这本书
获取你的专属福利

- 一位 80 岁的病人，患有末期呼吸衰竭和肾衰竭，时而清醒时而昏迷，采取永久性气管造口术、饲管、透析导管这些救护措施属于过度医疗吗？（ ）

  A. 属于

  B. 不属于

扫码获取
全部测试题及答案，
一起了解衰老和死亡的真相

- 良好的医患关系需要以病人为中心，以病人的目标和愿望为中心，以下哪种沟通模式可以实现这种关系？（ ）

  A. "家长型"模式

  B. "资讯型"模式

  C. "解释型"模式

  D. "开放型"模式

- 为了充分照顾病人的需要，医生需要做的就是理解病人的愿望，这是对的吗？（ ）

  A. 对

  B. 错

扫描左侧二维码查看本书更多测试题

Being Mortal

Medicine
and
What Matters
in the End

赞誉

《最好的告别》警示我们，美国医学界为"生"做好了准备，但没为"死"做准备。这是阿图·葛文德最有力，也最感人的一本书。

马尔科姆·格拉德威尔，畅销书《引爆点》的作者

我们把老、弱、死都医学化了，认为它们只是又一个需要克服的临床问题。然而，在人近黄昏之时，所需的不仅仅是医药，还有生活——有意义的生活，在当时情形下尽可能丰富和充分的生活。《最好的告别》不仅充满智慧、感人至深，而且，对我们的时代而言，这是一本重要的、富有洞见的著作。

奥利弗·萨克斯，畅销书《错把妻子当帽子》的作者

这是一本感人肺腑、贴合大众需求的著作，不只讲述了死亡和医药的局限，也揭示了如何自主、快乐、拥有尊严地活到生命的终点。

凯瑟琳·布（Katherine Boo），普利策奖获奖者

《最好的告别》雄辩，感人。

《经济学人》

十多年来，阿图·葛文德一直没有停下探寻医学问题的脚步。在《最好的告别》中，结合多年的外科医生经验与流畅的文笔，他讲述了一个个伤感而发人深省的故事，厘清了他目前最关心的主题。

《芝加哥论坛报》

《最好的告别》令人震撼。

《纽约杂志》

在《最好的告别》中，阿图·葛文德全面细致地探究了衰老、死亡以及医学界对二者的不当处置，这是他目前为止最好、最有个性的一部著作。

《波士顿环球报》

《最好的告别》富有启发性。

珍妮特·马斯林（Janet Maslin），《纽约时报》

《最好的告别》令我眼泪汪汪、愤愤不平，整整一个星期都在不停地谈论它。身为外科医生，葛文德用事实和数据指出，医学院在帮助医生同病人一起面对死亡主题方面做得不够，令人信服。难得读到这样一本发人深省的书。

《自然》

阿图·葛文德这本兼具智慧与勇气的著作提出了我们谁都不愿意思考的问题，非同凡响。

彼得·凯里（Peter Carey），《星期日泰晤士报》

葛文德的书令人印象深刻，相信它很可能改变整个医疗行业。希望这本书能拥有和影响更多读者。

黛安娜·阿西尔（Diana Athill），《金融时报》

《最好的告别》好极了。

《新共和》周刊

这是一本召唤行动的书。它告诉我们，一旦社会忽视衰老与死亡的话题，常常就会出问题。

《旧金山纪事报》

Being Mortal

Medicine
and
What Matters
in the End

总序

了不起的葛文德

生命之思与医学之悟

王一方

北京大学医学部 教授

　　如今的阅读多少带些偶像情结，让大家读读葛文德得先给个理由。他是何方神圣？首先，他服务的机构在国人眼里颇为荣耀——美国波士顿的哈佛大学医学院，职位是外科教授。大伙儿印象中的外科医生大多比较明快、潇洒，他也不例外。更厉害的是，这位老兄还是世界卫生组织全球病患安全挑战项目负责人，克林顿、奥巴马两届美国民主党政府的医改顾问。这说明什么呢？能耐与境界，够水准。不过，读书不是读身份，要读文章气象，还要读文字品位，是否优美、雅致？这一点也不含糊，这位外科医生不仅手术做得漂亮，文字也够典雅，他是一位畅销书作家，风韵杂志《纽约客》上有他的专栏。

　　打开葛文德的档案袋，你会发现，这位天才并非纯正的美国人，而是印度移民的后裔，从照片上看就是一个印度文艺青年的范儿。他的父母都是医生，符合美国人"医不三世，不服其药"（讲究医学世家）的传统。他1987年毕业于美国西海岸的斯坦福大学，两年后从伦敦郊外的牛津大学贝利奥尔学院拿到一个哲学、政治与经济学的学位，谁知他校园情缘还未了，1995年毕业于哈佛大学，这一回拿了医学博士，还不满足，回头又在哈佛大学取了一个公共卫生硕士。

葛文德的书映射的是他的生命之思与医学之悟。在葛文德看来，医学之美在于思维之花的绽放，从不思（老师教，学生练）到寻思，从浅思到深思，从顺思到反思，从技术之思到哲理之思。阿图·葛文德三本书的书名就充满哲学意味和宿命感：《医生的修炼》+《医生的精进》+《最好的告别》，生命必须穿越复杂性（混乱、麻烦、不确定性、偶然性、多样性），然后追逐纯美的境界，但完美永远无法抵达，生命必然走向涅槃。

无论是医生，还是患者，都要接纳临床的复杂性，预设一份豁达，才能体验技术征服、超越后的愉悦；才能体验到医术是心术，不可先知、不可全知的不确定性。一半是直觉思维（叙事思维），一半是循证思维（精准医疗），两者水乳交融；一会儿是直觉后的循证，一会儿是循证后的直觉。外科干的是手艺活（鹰眼、狮心、女人手），蕴含着高度的技巧化，流淌着手艺思维。好的外科医生应该关注手艺的养成，品味手术的境界（炉火纯青）。医学的奥妙就在于超越不确定性去追求完美，这可能吗？葛文德在书中描述的印度医生的故事告诉我们：低配置＋高效率，完全有可能！

其中一个案例是印度乡镇医生用腹腔镜修补消化性溃疡穿孔的奇迹。印度的消化性溃疡病例很多，而且大多病情严重，许多人一直到发生穿孔才来就医。一位叫莫特瓦的基层医生发明了一种新的手术方法，用腹腔镜修补穿孔性溃疡，手术切口只有0.6厘米，平均费时45分钟。葛文德现场观摩过这样的手术，使用价格低廉而老旧的腹腔镜设备，莫特瓦手法一流，动作敏捷。结果显示，他的手术比起传统的开腹手术并发症少、恢复快，在印度南部尘土飞扬的偏僻小镇上，他创造了世界一流的腹部外科手术，令美国同行刮目相看。

阿图·葛文德在《医生的修炼》一书中讲述了其亲历的十几个故事，通过这些故事揭示了临床医生的精神发育历程。临床医学分科越来越细，专科化、专门化的趋势不可遏制，临床医生的成长必然经历"小专科 + 大人文"的蜕变历程。第一个故事是关于他早年经历的新手上路的疑惑与开悟，外科的历练从柳叶刀开始，初为医生，还必须学习并熟练掌握中央静脉导管的安置术。这个活儿可不好干，反反复复，跌跌撞撞，才算闯关成功。因此，从踏上从医之路的第一天起，他就发现医学的永恒困惑——不确定性的前提（缺损配置）与对完美结局（无缺陷）的希冀。医生每天都要面对变化莫测的疾病和病人，信息不充分，基础理论（病因、病理）也不明了，医生个体的知识、能力、经验也不平衡，但无论资深人士，还是毛头小子，却都要作出近乎完美的临床应对，达到患者对疗效的最优预期。

即使到了高年资阶段，他依然认为医学中最大的困惑还是不确定性。病人因为无法确诊而惶恐不安，医生因为不能确诊而左右为难，医疗费用因为不确定性的探究而节节攀升，社会舆论因为不确定性而质疑医学的科学性。在形形色色的不确定性煎熬中，医生应该转变自己的态度，不把呈现确定性作为职业的唯一价值，转而以友善与共情去安抚惶惑的病人和躁动的家属。葛文德还有一个不同凡响的理念：诊疗中的不确定性使法律问题根本无法厘清，无法知道医疗风险究竟来自疾病自身的不确定性转归（不可抗力的凶险），还是应该归咎于医生的过失。因此，贸然起诉某个医生也就成为了一个前提谬误的命题。

临床中，要战胜医学的不确定性，信心与技巧都是从实践中习得的，但这都必须以活生生的病人作为训练对象，但谁又愿意把自己作为新手的练习对象呢？如果谁都不愿意做此让步，那么，成熟的医生如何出位呢？医学院教学医院每天都在给病人最好的治疗、照顾与给医学新人增加练习机会之间犯愁。临床医学的进步无法消减技术试运行阶段和新人试手阶段产生的代价。为保证病人安全，要尽可能缩短甚至消除这种技术的学习与适应阶段。

葛文德在书中还谈及外科机器人与人机博弈命题。如今，达·芬奇机器人已经成为许多三甲医院的常规配置，人们对此充满乐观，其实，这背后隐藏着人机博弈所带来的阴影。1996 年，瑞典兰德大学附属医院负责心脏监护的资深专家沃林主任与电脑识别仪比赛，分别对 2 240 份心电图资料（其中一半是问题心电图）进行分析识别，结果，沃林识别出 620 份，电脑识别出 738 份，电脑仪以 20% 的优势击败资深专家。几乎在所有的竞赛中，电脑要么与人类战平，要么胜过人类。或许数码医疗的前景是人机的水火不容，不是相辅相成。对立的观点认为智能机器人的冰冷服务会消解医疗中的人性温度，使病人更加孤独。而互洽的观点则支持医生摆脱事务性纷扰，专注于医疗中的人性关怀。

葛文德常常问一些很傻的问题，譬如"医生为什么需要年会"，答案是医疗年会是名利场，也是医生相互学术欣赏和精神取暖的地方，年会能满足医生内心深处的孤独与交往渴望，缓解孤岛生存境遇，收获心灵慰藉。他感叹收入 6 位数的医生最爱厂商散发的价值才几美元的小礼物，其实是以此作为自己出席年会的见证。在年会上他有一个意外的发现，呆呆的医生们太专注于当下，而漠视学科历史。有一个复制外科历史文献的摊位门庭冷落，引起了他的悲悯和敬畏。

在医生队伍里，常常会有一些问题医生需要矫正，问题是医疗过失并不集中在个别医生头上，如何区分坏医生的恶意伤害与好医生的概率差错？美国的问题医生各种各样：酗酒、吸毒、好色（性骚扰或性侵）、责任感丧失、毫无同情心、贪婪。《医生的修炼》一书提到了一位叫哈里森的问题医生，详细分析了他的心灵堕落史。当然，问题医生会面对同行的责难，但是，最终的拯救行动必须靠专业的矫治中心。不然，等到问题医生泛滥才想到行业自救似乎就太晚了。

《医生的精进》一书也有很多有趣的故事，如"洗手这回事""医疗中的性骚扰（并非只有问题医生骚扰病人，也有问题病人骚扰医生）""薪酬的奥秘""死刑室里的医生""一个都不要放弃""产房里的故事""印度之行"，细细品味，韵味无穷。

很显然，即使是医神，也不能宣称自己全知全能。一次，朋友问了葛文德一个医学问题："腹腔神经丛到底在哪儿？"他被问住了。朋友讥讽他："你这医生到底干什么吃的，这都不懂？！"生活中，"灯下黑"的境遇比比皆是：他的妻子曾遭遇两次流产，第一个孩子出生时主动脉缺失；女儿曾因为跌倒弄到肘部脱臼，而他却没有意识到；妻子也曾在某个他从未听说过的手腕部位韧带撕裂过。每每遭遇这类事情时，他都觉得自己的医学知识太贫乏了。在他看来，医生需要掌握的知识在容量和复杂程度上已经大大超出了个体所能承载的极限，根本就没人能全部掌握并理解这些知识。结果，医生和科学家们的分工越来越细微、越来越专业化。如果我无法处理 13 600 种疾病，那好，也许 50 种我可以应付得来——或者至少有一种疾病是我主攻的。就这样，医生变成了一位专家，关心的只是自己专业范围之内的事，而医学能否让整个医疗系统更好地造福人类这一层次的问题，渐渐不在我们的考虑范畴之内。出路在哪里？医学需要整个系统的成功运作，这个系统包括人和技术，其中最大的困难是如何使他们协同工作，光有一流的配套设施是不够的。

他提到一个百密一疏、功亏一篑的案例。史密斯先生 34 岁那年遭遇了一场车祸，腿部、盆骨和手臂骨折，双肺衰竭，内出血不止。医院的外伤治疗小组立即投入了抢救，他们将断裂的腿、盆骨和手臂固定住，在胸腔两侧插入导管对肺部进行再扩展，输血并摘取了因破裂而出血不止的脾脏。三个星期后，史密斯终于熬了过来。临床医生们几乎将每件小事都做到了最好，但他们忽略了一个小小的细节：忘记给史密斯打疫苗了。对于每个接受脾脏摘除手术的病人来说，疫苗必须打，因为疫苗会帮助对抗侵犯人体的三种病菌。外科医生以为 ICU 医生会打，ICU 医生以为初级护理师会打，而初级护理师以为外科医生已经打过了，大家都忘了。两年以后，史密斯在海滩度假时偶发链球菌感染，感染迅速蔓延。虽然史密斯最终幸存了下来，但代价是手指、脚趾全部被切除。

在美国，接受过紧急脾脏切除手术的病人中，进行过基础疫苗接种的人只有一半。为什么病人接受的治疗总是不达标？这一问题的答案在于我们没有认识到科学的复杂性已经从根本上改变了医学领域，那种靠一个工匠式的医师拟订一个治疗方案就可以挽救病人的年代已经一去不复返了。我们必须向机械工程师学习，让各部分配件配合默契，在为人类提供救助和慰藉时，于细微之处让整个系统张弛有度，获得上佳表现。这个行业需要科学（规范），需要艺术（直觉），需要革新（创造），也需要谦卑（敬畏）。

在《最好的告别》中，葛文德变得宿命起来，他深知，医学再怎么发愤图强，依然无法摆脱一个很确定的结局，那就是永远也无法战胜死神，生命的最后一课必定是衰老与死亡。于是，葛文德把目光聚焦于人类的衰老和死亡的逼近与应对。他依然是给大家讲故事，讲他妻子的奶奶高龄独居的故事（从自信走向自欺，再到可悲的历程）；讲一对医学专家夫妇一步一步迈入衰老栈道，亲历失能、失明、失智，生活品质逐渐下滑，最后滑向深渊的故事；讲一个有创意的社区医生突发奇想，改造传统养老机构的故事（一个允许喂养宠物的决定令养老院顿时生机盎然）。还有美国的普通家庭如何为养老奉亲承受难以负担的经济压力，社会福利养老机构总是有各种死角和盲点，而居家养老又无法提供社群交往的支撑。这些矛盾几乎无法调和。

恋生恶死是人之常态，但死亡面前人人平等，无论你是国王，还是车夫，是大亨，还是乞丐，地位与金钱都无法改变个体生命必死的事实。人生的最后一道考题就是如何面对死神的召唤，恐惧、沮丧、忧伤是人之常情，再坚强、豁达的人在死神面前也无法高傲、从容起来。现世的花红柳绿、死亡过程的挣扎抗拒和对来世的困惑迷茫都是死亡降临时不可避免的纠结。但是无论怎样纠结，我们还是需要迈过那一道门槛，去远方遨游。如何安顿这颗不安的灵魂，是现代安宁缓和医疗的首要课题，也是每个凡人需要借助灵魂修炼才能坦然面对的生命主题。

从对医学不确定性的认知到对死亡必然性的豁然，葛文德大夫完成了一个医生最完美的精神发育，也昭示了现代医学在高技术、高消费驱使下飙车遇阻（衰老死亡是最后的刹车）的警醒。死生有度，生命无常，原来，这么朴实的真谛却需要我们用人生那宝贵的 30 000 天的一大半来点拨、感悟，真是应了孔老夫子那句名言：五十而知天命。

王一方 ....

国内知名医学人文学者，北京大学医学人文研究
院教授，北京大学科学史与科学哲学中心研究
员。为北京大学医学部博士生、硕士生主讲医学
哲学、医学思想史、健康传播、生死观等课程。

Being Mortal

Medicine
and
What Matters
in the End

目录

在医学院读书期间，我学到了很多东西，但是不包括死亡。第一个学期，我得到一具皮革似的干尸用于解剖，但那仅仅是了解人体解剖学的一个途径而已。对于衰老、衰弱和濒死，我仍旧一无所知，教科书也几乎只字不提。这个过程如何演变、人们如何体验生命的终点、对周围人有什么影响——这些问题好像都无关宏旨。

01 独立　　　　　　　　/ 011
活到100岁的代价

过去，能够活到老年的人并不多见，但是今天，科技、医疗的进步让高龄不再具有稀缺价值。然而，不管我们的寿命如何延续，"老"就像日落一样无可避免。当独立、自助的生活不能再维持时，我们该怎么办？独立、自尊的生活是否将一去不复返？

◎田园牧歌式的老年生活
◎活得久了，问题来了
◎当独立自助的生活不再

05　更好的生活　　　　/ 101
抗击疗养院的三大瘟疫

厌倦感、孤独感和无助感，是疗养院的三大瘟疫，一位曾经的差生用两条狗、4只猫、100只长尾小鹦鹉、一片菜园和一座花园，向这三大瘟疫发起了猛攻。他成功了，疗养院的死亡率降低了15%。医学专业人士专注于修复健康，而不是心灵的滋养。但我们不要忘了，晚年生活的伊甸园里不能只有安全和保护，有价值的生活也是我们需要的。

06　放手　　　　/ 135
什么时候努力医治，什么时候放弃治疗

如果你的心脏停搏，你希望做心脏复苏吗？你愿意采取如插管和机械通气这样的积极治疗吗？你愿意使用抗生素吗？如果不能自行进食，你愿意采取鼻饲或者静脉营养吗？在生命临近终点的时刻，我们和医生谈些什么呢？难道医生的职责不是让病人尽量多活，哪怕多一分钟、一秒钟也好？我们到底付钱让医生做什么？

07 艰难的谈话   / 173
为迎接生命的终点谋求共识

我们来到了盆道口，我曾经目睹几十位病人经过同样的盆道口。父亲会逐渐全身瘫痪，严重的危机逼在眼前，艰难的谈话总要开始。如果瘫痪，他最担心什么？如果情况恶化，他有什么目标？他愿意做哪些取舍？这是我一生中问过的最艰难的问题。

◎选择可以信任的医生
◎三种医患关系：家长型、资讯型、解释型
◎理解个人生命的有限性
◎少做一点也是一种帮助
◎艰难的谈话如何开始

08 勇气   / 209
最好的告别

父亲在生命的最后一天体验到的痛苦并不完全是身体上的。有时候他"浮出水面"，在意识最清楚的时候，听见我们的声音，他会露出微笑。然后他"完全上岸"了，意识到事情还没有结束，他本来希望已经全部消失的痛苦、焦虑仍然还在。他只有睡着的时候才是平静的。勇气是面对知道需要害怕什么或者希望什么时体现的力量，而智慧是审慎的力量。辅助生活比辅助死亡艰难得多，但是，它的可能性也好得多。

◎选择比风险计算更复杂
◎善终不是好死而是好好活到终点
◎和父亲最后的对话

三杯恒河水   / 235
思考死亡是为了活得更好

我从来没有想到，我作为医生，最有意义的体验会来自帮助他人处理医学无能为力的问题。但是，无论是对于病人，还是朋友，抑或我爱之深切的父亲，概莫能外。

Being Mortal

Medicine

and

What Matters

in the End

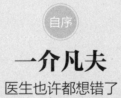

一介凡夫

医生也许都想错了

在医学院读书期间，我学到了很多东西，但是不包括死亡。第一个学期，我得到一具皮革似的干尸用于解剖，但那仅仅是了解人体解剖学的一个途径而已。对于衰老、衰弱和濒死，我仍旧一无所知，教科书也几乎只字不提。这个过程如何演变、人们如何体验生命的终点、对周围人有什么影响——这些问题好像都无关宏旨。在我们看来，教授们一门心思地教导我们如何挽救生命，以为那才是医学教育的目的，眷顾垂死的生命完全是一个"界外球"。

记得我们只有一次讨论到死亡。当时，我们用了一个小时讨论托尔斯泰的中篇小说《伊万·伊里奇之死》。那是在每周一次的医患关系论坛上——学校希望借此把我们培养成更全面、更人道的医生。有几个星期，我们演练身体检查时的礼仪；另外几个星期，我们了解社会经济和人种对健康的影响。有一个下午，我们思考的内容是，当伊万·伊里奇因某种无名的无法医治的疾病病倒、情况持续恶化时，他所遭受的痛苦。

故事的主人公叫伊万·伊里奇，45岁，是圣彼得堡中级地方法院的法官，他的生活重心围绕着有关社会地位的各类小事情。有一天，他从楼梯上掉下来，摔伤了一侧的身体。治疗了一段时间后，疼痛不仅没有渐渐消退，反而加剧了，以致他无法再工作。曾经"聪明、圆滑、活泼、随和"的他变得忧心忡忡，虚弱不堪。朋友和同事纷纷回避他，他的妻子找来的医生一个比一个诊费高昂。每个医生的诊断结果都不同，他们开出来的处方也没什么明显的效果。对伊里奇来说，所有这一切都是折磨，这一状态令他怒火中烧。

"伊万·伊里奇最痛苦的是，"托尔斯泰写道，"由于某种原因，他们都接受了这样的欺骗和谎言，即，他不是快要死了，而只是病了。他只需要保持平静的心情，接受治疗，然后，就会出现非常好的结果。"伊万·伊里奇心里也曾经产生过希望的火花，以为情况会逐渐好转，但是，随着身体变得越来越虚弱，人变得越来越憔悴，他终于明白了正在发生什么。他的苦闷和对死亡的恐惧与日俱增。但是，死亡并不是他的医生、朋友或者家人能够给予他支持的一个主题。而这正是造成他最深刻的痛苦的原因。

"他希望得到同情，可是没有一个人给予他这样的同情，"托尔斯泰写道，"在经过漫长的挣扎之后，某些时刻，他最渴望的是（虽然他羞于承认）有人能够像对待一个孩子一样地同情他。他渴望得到宠爱和安慰。但他知道自己是一个有一定社会地位的公务员，胡须都白了，所以，他知道他的渴望是徒劳的。然而，他仍然这样渴望着。"

在我们医学生看来，伊万·伊里奇周围的人没能给予他足够的心理纾解与心灵抚慰，也没有承认他的状况，这乃是一种性格和文化缺陷。对我们来说，托尔斯泰的故事展现的是 19 世纪晚期俄国的社会生活，一切都显得粗糙，近乎原始。正如我们相信，无论伊万·伊里奇得的是什么病，现代医学都可能治愈，我们也自然而然地把诚实和善意视为任何一个现代医生的基本责任。我们信心十足地认为，在同样的情况下，我们会满怀同情。

我们全力聚焦于知识的进步。虽然我们知道如何表达同情，但是完全不能确信我们懂得怎样进行恰当的诊断和治疗。我们上医学院是为了了解身体的内在运行过程、身体病理学的复杂机制，以及人类积累的阻止疾病的许多发现和大量技术。除此之外，我们不曾想象我们需要丰富社会、心理、文化方面的修养。于是，我们没把伊万·伊里奇的故事放在心里。

然而，在经历外科实习和当医生的几年间，我遇见了许多被迫面对衰退和死亡现实的病人。我很快就认识到，自己没有做好帮助他们的充分准备。

***

开始思考这个话题的时候，我还是低年资的外科住院医师。在我最早的一篇文章中，我讲述了约瑟夫·拉扎罗夫的故事。他是一位市政府的行政官，几年前，他的妻子死于癌症。此时，60多岁的他也患上了一种无法治愈的转移性前列腺癌。为此，他消瘦了近25千克，腹部、阴囊和双腿都积满了液体。有一天，他一觉醒来，发觉右腿无法动弹，大便失禁，于是住进了医院。那时候，我是医院神经外科组的实习生。我们发现癌细胞已经扩散到他的胸椎，对脊椎构成了压迫。很显然，癌症已无法彻底治愈，但是，我们仍然希望对他进行干预。然而，应急放疗没能缩小癌症病灶。于是，神经外科医生给了他两个选项：一是安宁缓和医疗；二是实施手术，切除脊椎处生长的肿瘤包块。拉扎罗夫选择了手术。作为神经外科组的一名实习生，我的任务是履行知情同意手续，并取得他的签字，确认他理解手术风险并希望施行手术。

我站在他的病房外，汗湿的手里拿着他的知情同意书，竭力思考该如何开口跟他把这个话题谈明白。我们都希望手术能够阻止脊椎损伤继续发展，但是手术治不好他的病，也不能纠正瘫痪，更谈不上使他恢复过去的生活。无论我们做什么，他都最多只能有几个月的存活机会，而且，手术本身也有危险。要进入脊椎，需要打开他的胸腔，切除一根肋骨，拿掉一叶肺叶，手术中失血量会很大，以他的虚弱状态恢复起来很困难。同时，术后发生各种并发症、导致重要器官衰竭的风险也相当高。这是一个两难的选择，手术可能会恶化病情，缩短他的寿命。但是神经外科医生已经仔细斟酌过这些风险，拉扎罗夫自己也确定选择做手术。此刻，我需要做的只是敲门进去，完善术前的各项手续。

拉扎罗夫躺在床上，脸色苍白，形容枯槁。我说我是实习生，需要获得他同意手术的签字，确认他了解手术的风险。我说手术可以切除肿瘤，但是可能留下严重的后遗症，比如瘫痪或者中风，也有可能导致死亡。我尽量用委婉的语气把情况说清楚，但是，他还是一下坐了起来。当同在病房的儿子质疑他选择做手术是不是明智时，拉扎罗夫很不高兴。

"别放弃我，"他说，"只要我还有任何机会，你们一定要让我尝试。"他签完字后，我出了病房。他儿子跟出来，把我拉到一边对我说，他的母亲死在监护室里，死的时候全身插满了管子，戴着呼吸机。当时，他父亲曾经说过，他绝不想这样的情形发生在他的身上。但是，时至今日，他却坚决要求采取"一切措施"。可见一个理智的人在死亡降临的时候还是无法舍弃求生的欲望。

那时，我觉得拉扎罗夫的选择很糟糕，现在的我仍然这么认为。他的选择之所以糟糕，不是因为手术有那么多风险，而是因为，手术根本不可能给予他真正想要的东西：排便节制能力、体力，以及过去的生活方式。他冒着经受漫长而可怕的死亡过程的风险（这正是他最后的结局），追求的不过是一种幻想。

从技术的角度讲，他的手术很成功。经过八个半小时的努力，手术团队切除了侵蚀他脊椎的肿块，用丙烯酸黏合剂重建了椎体。手术解除了脊椎的压力，但是他一直没能从手术中恢复过来。他住在监护室，并发了呼吸衰竭、系统性感染，卧床不动又导致了血栓，然后，又因治疗血栓的血液稀释剂而引起了内出血。病情每天都在恶化，最后医生终于不得不承认他在向死亡的深渊坠落。第十四天，他的儿子告诉医疗组，我们应该停止"治疗"了。

我的任务是去除维持拉扎罗夫生命的呼吸机。我进行了检查，调高了吗啡静脉滴注速度，以免他缺氧。心里想着万一他听得见我说话呢，我俯身靠近他，告诉他我要取出他嘴里的呼吸管。我取出管子期间，他咳了几声，眼睛睁开了一小会儿，然后又闭上了。他的呼吸变得越来越吃力，然后终止了。我把听诊器放在他的胸口，听着他的心跳逐渐消失。

十多年以来，我第一次讲起拉扎罗夫先生的故事时，它对我内心冲击最大的不是他的决定之糟糕，而是我们所有人都刻意回避诚实地讨论他的选择。我们不难解释各种治疗方案的特定风险，但是，我们从来没有真正触及其疾病的真相。他的肿瘤医生、放疗医生、外科医生以及其他医生给他做了几个月的治疗，而他们都知道，这些治疗根本医不好他的病。关于他的情况的基本真相，以及我们的能力的最终局限，我们都未曾讨论过，更遑论在生命的最后阶段，什么对他来说是最重要的这个问题了。如果说他是在追求一种幻觉，那么，我们也同样如此。他住进了医院，扩散到全身的癌细胞导致他部分瘫痪，连恢复到几个星期前的生活状态的机会都完全不存在。但是，我们似乎没有能力承认这一点并帮助他去坦然面对。我们没有承认，没有给予安慰，也没有给予引导。我们提供给他另外一种治疗，告诉他也许会有某种非常好的效果。

跟伊万·伊里奇遭遇的原始的、19世纪的医生们相比，我们也好不到哪儿去——实际上，考虑到我们加诸病人身上的披着新技术外衣的折磨，甚至可以说，我们比他们更不如。这一境遇已足以让我们反思，到底谁更原始。

***

现代科学深刻地影响了人类生命的进程。跟历史上任何时代的人比起来，我们活得更长、生命质量更好。但是，科学进步已经把生命进程中的老化和垂死变成了医学的干预科目，融入医疗专业人士"永不言弃"的技术追求。而我们事实上并没有做好准备去阻止老弱病死，这种情况令人担忧。

濒死的情形十分复杂，生命此时能否获得有品质的复苏，我们并不敢妄断，因为人们对于生命的最后阶段还比较陌生。1945年之前，大多数死亡发生在家里。到20世纪80年代，这个比例降至17%。而在家中亡故的人，多是因为死得太突然，来不及去医院（如严重的心脏病、中风，或者剧烈损伤），或者住得太偏远，来不及赶到能够提供帮助的地方。目前，在美国和其他工业化国家，对高龄老人和垂死者的照顾已经转由医院和疗养院来负责。

于是，医院成为起死回生的地方。作为医生，对于医院却有着另一个角度的理解。虽然我的父母都是医生，但我今天所见到的一切都是崭新的。以前我从来没有看见过人死去，所以在看见的时候，我感到震惊。倒不是因为我由此想到了自己将来会怎么死去，不知道为什么，我从来没有产生过这个念头——即便是看见自己的同龄人死去。我穿着白大褂，他们穿着病号服；我不太能够颠倒角色。然而，我可以想象我的家人处于他们的位置。我目睹了几个家庭成员，我的妻子、父母以及孩子们罹患严重的、危及生命的疾病。

即便在最紧急的情形下，良医妙药也总是能帮他们渡过危机。所以，我震惊的是眼见良医妙药没能让病人恢复健康。当然，理论上我知道一部分病人可能会亡故，但是，面对每一个实际的病例，死亡好像都不应该发生，都是一种意外。一旦失治，我们奉行的战胜一切敌人的信念似乎就被打破了。在我心里一直有一种困惑：这是在玩什么游戏？为什么总是要我们胜出？

每个新医生、新护士都会面临濒死和临床死亡。第一次遇见，有人会哭，有人会完全呆住。当然，也有些人几乎不在意。最初看到人死，我非常警觉，不断提醒自己克制，总算没有哭出来。但是，我会常常梦见死亡。在反复发生的噩梦中，我父母的尸体出现在我家里——在我的床上。

我惊恐地想："怎么到这儿的？"

我知道，如果我不偷偷地把尸体送回医院，我就会陷入巨大的麻烦之中，甚至犯下刑事罪。我设法把尸体塞进汽车后备箱，但是，尸体太重，抬不起来。或者，倒是塞进去了，却发现像汽油一样的黑色血液渗出来，流得后备箱到处都是。或者，我真的把尸体弄回了医院，放上轮床，推着它从一个大厅冲向另一个大厅。我到处找，却总也找不到病人曾经住过的房间。有人朝我喊"嘿"，并拔腿追我。我惊醒了，屋里一片漆黑，妻子睡在我旁边。我满身大汗，心跳过速。我觉得这些人都是我杀死的。我失败了。

其实，患者死亡并不代表医生的失败。死亡是极正常不过的现象。死亡可能是我们的敌人，但是，死亡也符合事物的自然规律。在抽象的意义上，我知道这些真理，但是，我缺乏具体的认知——它们不仅对于每个人是真理，而且，对于我面前的这个人，这个由我负责治疗的人，也是真理。

我的同行舍温·努兰（Sherwin Nuland）大夫在他的著作《死亡的脸》（How We Die）中写道："我们之前的历代先人预期并接受了自然最终获胜

的必要性。医生远比我们更愿意承认失败的征兆，他们也远不像我们这么傲慢，所以不会予以否认。"但是，当我行进在 21 世纪的医学跑道上，学习使用令人生畏的技术武器时，我恰恰不懂"不那么傲慢"的真正含义。

作为一名医生，你想象自己会获得工作的满足感，结果工作的满足感却变成了能力的满足感。这种深刻的满足感类似于一个木匠因为修复一只破损的古董柜子而获得的那种满足感；或者，类似于物理老师因为使得一个五年级的学生突然认识到了原子是什么而获得的那种满足感。这种满足感部分是因为自己有助于他人，但同时也来自技术娴熟，能够解决困难、复杂的问题。你的能力给你一种安全的身份感。所以，对于一名临床医生来说，对于你的自我认识的威胁，最严重的莫过于解决不了病人的问题。

无人可以逃脱生命的悲剧——那就是，从出生的那一天开始，每个人都在不断老去。一个人甚至可以理解并接受这一事实，那些已故和垂死的病人不再萦绕于我的梦境，但这与知道怎样对付回天无力的病例是两码事。我身处这个充满英雄主义的行业，因修复生命的能力而取得成功和荣耀。如果你的问题是可以解决的，我们也知道技术上该怎么办，但病情为何却严重到不可以解决呢？对于这个问题，我们没有明确的答案。这个事实令人困扰，并导致了麻木不仁、不人道，以及某种特别的痛苦。

把死亡作为医学的技术极限和伦理选择问题来思考不过是近几十年的事。医学还很年轻。事实证明，救治失败并不是医学的无能，而是对生命进程的尊重。

***

本书讨论死亡的现代经验：作为会老、会死的高级动物是怎么为自己的生命画上句号的？医学如何改变了死亡体验却又无法改变死亡的牌局？我们对生命有限性的观念产生了怎样的迷茫？我做了10年的外科医生，如今也人到中年，我发现不论是我还是我的病人，都觉得当前的状态难以忍受。但我也困惑，答案应该是什么，甚至是否可能有任何充分的答案，这些都还不清楚。然而，作家和科学家的双重体验让我相信，只要揭开面纱，抵近观察，就可以把这团"乱麻"厘清。

无须同临终老人或处于生命末期的患者相处太长时间，你就可以本能地意识到，医学经常辜负其本应帮助的人们。我们把生命的余日交给治疗，结果为了一点点微不足道的好处，让这些治疗搅乱了我们的头脑、削弱了我们的身体；我们在各种机构，比如疗养院和监护室，度过最后的时光，刻板的、无形的惯例使我们同生活中真正要紧的东西相隔绝。我们一直犹犹豫豫，不肯诚实地面对衰老和垂死的窘境，本应获得的安宁缓和医疗与许多人擦肩而过，过度的技术干预反而增加了对逝者和亲属的伤害，剥夺了他们最需要的临终关怀。人们无法回避一个问题：**应该如何优雅地跨越生命的终点？对此，大多数人缺少清晰的观念，而只是把命运交由医学、技术和陌生人来掌控。**

抚旧追新，无限感慨中我决计写下这本书。对于大多数人来说，死亡可能是一个敏感而忌讳的话题。作为医生，我深知生命是一条单行线，一步一步走向衰弱和死亡，生老病死的进程不可逆；但对于大众来说，有人会感到惊骇。无论怎样小心翼翼地措词，仍有很多人觉得这个话题太残酷，可能会让人们联想到这个社会准备舍弃病人和老人。其实，恰恰是因为我们的文化拒绝接受生命周期的限定性，以及衰老与死亡的不可避免性，我们的末期病人和老人才会成为无效治疗和精神照顾缺失的牺牲品。好在我们的社会已经意识到这是一个待解的问题，我们正在为生命的末期关怀开辟安宁缓和医疗（临终关怀）的新路径。到那一天，**生的愉悦与死的坦然都将成为生命圆满的标志。**

Being Mortal

Medicine

and

What Matters

in the End

01

独立

活到100岁的代价

在我的早年生活中，从来没有目睹过严重疾病或者老年生活的种种难处。我的双亲都是医生，身体健康、强壮。他们从印度移民到美国，住在俄亥俄州的雅典（一个面积不大的大学城），在那里养育了我和妹妹。我的祖父母还在印度，并不与我们在一起生活。与我有交集的老人是一位女士，跟我们住在同一个街区，我上中学时她曾教过我弹钢琴。后来她病了，不久就搬走了。我不知道她去了哪里，后来发生了什么事。因此，老年生活的境遇完全不在我的感知范围以内。

在大学期间，我开始和凯瑟琳约会，她成了我的女友。1985 年的圣诞节，我受邀去她家玩。她家住在弗吉尼亚州的亚历山大市。我认识了她的祖母爱丽丝·霍布森。老太太当时 77 岁。印象中，她热情、思想独立，从不刻意掩饰她的年龄。她一头自然的白发，梳成三七分的发型。她的手上缀满了老年斑，皮肤皱皱巴巴的。她穿着简约但熨烫得整整齐齐的衬衫和裙子，嘴唇上抹了一点点口红，鞋跟远远超过了旁人想象的高度。

我后来和凯瑟琳结婚了。我了解到，爱丽丝奶奶生长在宾夕法尼亚州一个以鲜花和蘑菇养殖闻名的乡镇。她的父亲是花农，在面积达数十亩的温室里培植康乃馨、万寿菊、大丽花。爱丽丝和她的兄弟姐妹是她家的第一批大学生。在特拉华大学读书期间，爱丽丝结识了土木工程系学生里奇·霍布森。由于碰上了大萧条，他们直到大学毕业 6 年后才有能力结婚成家。早先由于工作的原因，他们经常搬家。后来他们生育了两个孩子，其中的吉姆成了我的岳父。里奇供职于陆军工程兵团，是大型水坝和桥梁建设方面的专家。10 年后，他得到升迁，在华盛顿特区郊外的司令部工作，并一直工作到退休。他们把家安在阿灵顿，买了一辆车，到处游玩，同时，换了一所更大的房子，送两个天资聪颖的孩子上了大学。做这些事，他们都是用自己积攒的钱，无须贷款。

在一次去西雅图出差的途中，里奇突发心脏病。他原本有心绞痛的病史，胸痛偶尔发作时，他会服用硝酸甘油片应急，但这一次没有奏效——1965 年的时候，医生们没多少绝招对付心脏病。在爱丽丝赶到医院之前里奇就死了，只有 60 岁。当时爱丽丝 56 岁。

凭着陆军工程兵团的退休金，爱丽丝能够保住她在阿灵顿的房子。我认识她的时候，她已经一个人在格林城堡街的那所房子里生活了 20 年。我的岳父母吉姆和娜恩就住在附近，但是，爱丽丝完全独立生活。她自己修剪草坪，还会修理水管。她和她的朋友波莉一起上健身房。她喜欢缝纫和针织，为每位家人缝衣服、织围巾，还制作红红绿绿的圣诞袜子，袜筒上绣着有纽扣鼻子的圣诞老人和家人们各自的名字。她组织了一群人，认购了肯尼迪表演艺术中心全年度表演的票。她的座驾是体积庞大的雪佛兰羚羊。为便于查看仪表盘，她在座椅上放了一块垫子。她做些跑腿打杂的事，探望家人，开车接送朋友，给那些比她病痛更多的人送饭。

随着时光流逝，我不免会猜想，这样的生活她还能维持多久。她身材娇小，身高一米五几。虽然每次有人提起身高的问题，她都会发怒，但是，她一年比一年矮，体力也一年不如一年。我同她的孙女结婚的时候，爱丽丝喜笑颜开，把我拉到身边，告诉我婚礼让她多快乐，可惜严重的关节炎害得她不能与我共舞。但她仍然住在家里，独自打理生活。

当我父亲见到她，了解到她一个人生活的境况时，惊讶不已。他是泌尿外科医生，见过很多老年病人，发现他们大多独自生活，为此，他总是感到不安。老人随着身体功能的逐渐退化，许多基本生活需求都需要旁人的帮助，这一天总会到来，他为此深感担忧。作为印度移民，他联想到自己有责任把老家的老人安顿到美国的家中，抽时间陪伴他们，照顾他们。父亲是1963 年来纽约做住院医师的，他逐渐接纳了美国文化的方方面面。他放弃了素食主义，约会了后来成为我母亲的女朋友——同样来自印度的儿科住院医师。虽然同属于印度移民，但她跟父亲说着不同的语言。他后来娶了她，而没让我祖父为他安排婚姻，为此使得家人遭到非议。他还是一位狂热的网球迷，做过当地扶轮社的主席，私密的朋友间还喜欢讲一些黄段子。1976年的 7 月 4 日，是美国建国 200 周年的纪念日，也是他最惬意的一天。这一天，在雅典县展览会的正面看台，在几百个欢呼雀跃的人的注视下，他宣誓成为美国公民。但是，有一个美国人的习俗他没有接纳，那就是对待老人和病弱者的方式——让他们独自生活，或者把他们丢给一系列无名的设备，让他们在生命的最后日子同几乎只知道他们名字的医生、护士一起度过。这是同他的祖国印度最不相同的一点。

田园牧歌式的老年生活

以西方视角观之，我的祖父斯塔拉姆·葛文德所拥有的老年生活完全是田园牧歌式的。斯塔拉姆·葛文德是一个农民，住在距孟买约 500 千米的一个叫犹提的村庄。我们的祖先已经在这里耕作了几百年。记得差不多在我认识爱丽丝的同时，我和父母及妹妹一起去探望他。那时，他已经一百多岁了，是我认识的最高寿的人。他拄着拐杖走路，像一棵麦秆似的佝偻着腰。他的耳朵很背，得通过一根橡皮管对着他的耳朵高声大气地说话。他的体力有些不支，从椅子上站起来的时候，时不时需要人扶助。但他是一个有尊严的老人，头戴裹得紧紧的白色头巾，身穿熨烫过的、多色菱形图案的开襟毛衣，鼻子上架着老式的、厚厚的眼镜。任何时候家人都随侍在他身边，随时准备帮助他。他之所以受到人们的敬重，并非因为他的年龄大了，而是人们需要在婚姻、土地纠纷、商业决策等方面请教他。他在家中享有崇高的地位，吃饭的时候，我们都让他先吃。年轻人进入家门后，要向他鞠躬，并摸着他的脚祈祷。

如果在美国，他肯定会被安置在疗养院。健康专业人员有一个系统的标准来评估一个人的身体功能。如果在没有他人帮助的情况下不能如厕、进食、穿衣、洗浴、整容、下床、离开座椅、行走（所谓"八大日常生活活动"），那么，说明你缺少基本的生活自理能力。如果不能自行购物、做饭、清理房间、洗衣服、服药、打电话、独自旅行、处理财务（所谓"八大日常生活独立活动"），那么，你就缺少安全地独自生活的能力。

我祖父只能满足部分基本独立测量指标，至于那些更复杂的指标，他几乎都做不到。但是，在印度，这并没有什么严重的后果。他的状况并没有促使家人召开危机讨论会，也没有就如何安顿他发生激烈的争执。显然，家人能确保我的祖父继续按照他的意愿生活。我的一位叔叔和他的家人同祖父生活在一起，有一群子女、侄子侄女、孙子孙女在近旁，所以，他从来不缺少人帮助他。

这样的安排使他可以维持居家养老的生活方式，但现代社会里没有多少老人能够指望像他那样。比方说，家人使他得以继续拥有和运营他的农场——这个农场可是他白手起家建立起来的（其实连白手起家都算不上）。有一年收成不好，他的父亲几乎把所有家当都给了债主，只剩下贷款买来的

12亩土地和两头瘦骨嶙峋的牛。老人死了之后，把债务留给了他的大儿子斯塔拉姆。18岁的斯塔拉姆新婚不久，就被迫在家里余下的12亩地的农场中当契约劳工。他和他的新娘一度只吃得起面包和盐，差点儿饿死。但是，他一边祈祷，一边把犁，结果他的祈祷得到了回应——收成好极了。他不仅有了饭吃，而且还还清了债务。后来，他把那12亩地扩大到了1 200多亩。他是村里最富有的地主之一，而且自己成了债主。

他先后娶了3位夫人（都死在他的前面），生育了13个子女。他强调教育、勤劳、节俭、自己闯自己的路、信守承诺，并严格要求别人也同样如此。终其一生，他从来都是天不亮就起床。每晚睡觉之前，他都要骑着马把他的每亩地都巡视一遍。因为他身体虚弱、重心不稳，叔叔们担心他从马背上摔下来。但是，他们也知道，这件事对他很重要。于是，他们为他买了一匹较小的马，并保证每次巡视都有人陪着他。直到逝世的那一年，他都还在坚持夜巡。

如果他生活在西方，他的做法会显得荒诞不经。他的医生会说，这不安全。如果他坚持己见，然后摔下马背，髋骨骨折，被送到急诊室，那么，医院不会让他回家，会坚持送他去疗养院。但是，我祖父生活在前现代社会，可以按照他自己的选择来生活，家人的任务就是实现他的愿望。

我祖父活到差不多110岁才过世。他从公共汽车上摔下来，伤到了头部。当时，他要去附近镇上的法院办事——这事本身就够疯狂的，但是，对他很重要。在他下车的时候，公共汽车启动了，虽然有家人陪伴，他还是摔倒了，很可能是形成了硬脑膜下血肿——颅内出血。我叔叔把他接回家，几天以后他就去世了。他得以按照自己的意愿生活，一直到死，家人都陪在他身边。

活得久了，问题来了

纵观人类历史，大多数时期，那些能够活到老年的极少数人，经历和斯塔拉姆·葛文德大体相似。在几代人构成的体系里（通常是三代同堂），老年人得享充分的照顾。即便在核心家庭取代大家庭（在北欧，这种情况几百年前就已经发生了）后，家人也不会丢下老年人独自对付老龄疾病。一到成家立业的年龄，孩子们一般就会离开父母。但是，如果父母活到很老，通常会有一个孩子（往往是最小的女儿）留下。这就是19世纪中期马萨诸塞州的诗人艾米莉·狄金森（Emily Dickinson）[①]的命运。她哥哥离开了父母家，结婚，成立了自己的家庭，而她和她的妹妹同父母共同生活，直到他们去世。结果她父亲活到71岁，那个时候，她已经40多岁了，而她的母亲活得更久。她和她妹妹终身住在父母的家里。

狄金森父母在美国的生活与斯塔拉姆·葛文德在印度的生活大不相同，但是他们所依赖的系统有着共同的好处，即能轻松解决老年人的居家照顾问题，用不着攒钱买疗养院床位，或者安排送餐服务。按照常理，父母若选择生活在自己家里，其所养育的一个或者几个子女会负责居家照顾。但在当代社会里，老龄和病弱已经从由几代人共同扶助逐渐演变成一种个人独力支撑的状态，或者由医疗和养老机构协助。这种情况是怎样发生的？我们怎么从斯塔拉姆·葛文德的生活过渡到了爱丽丝·霍布森的生活？

答案之一是社会老龄结构本身改变了。过去，能够活到老年的人并不多见，而那些能够活到老年的人常常作为传统、知识和历史的维护者，具有特殊的作用。一直到死，他们往往维持着一家之长的地位和权威。在很多社会，老年人不仅享有（晚辈的）尊重和顺从，而且主持神圣仪式，支配政治权力。老年人倍享尊崇，以至于在报告年龄的时候，人们往往假装比实际年

[①] 美国传奇诗人，诗风凝练婉约、意向清新，被视为20世纪现代主义诗歌的先驱之一。
　——编者注

龄年长，而不是年轻。

人口学家把这种现象称为"岁数累积"，并设计了复杂的定量改变方法，以纠正人口普查中的年龄谎报情况。他们还注意到，在18世纪的美国和欧洲，谎话的方向发生了改变。今天，人们经常对人口普查员低报他们的年龄，而对过往人口普查的研究则揭示，曾经的人们高报他们的年龄——每个人都渴求老年人享有的尊荣。

如今，高龄不再具有稀缺价值。在美国，1790年的时候，65岁以上的人在人口中的比例不到2%，今天，这个比例已经上升到14%。在德国、意大利和日本，这个数字已经超过了20%。在中国，65岁以上的老年人现在已经超过1亿人。

如今由于信息与传播技术（始于印刷术并扩展到互联网）的发达，老年人不再独有对知识和智慧的掌握，他们的地位动摇了，崇老文化瓦解了。新技术创造了新职业，要求新的专业技能，进一步破坏了经验和人情练达的独有价值。曾经，我们会向一个老前辈求教如何认知世界，现在则直接上谷歌查询；如果不懂电脑，我们的第一个念头也是求助一位少年达人。

寿命的延长改变了年轻人和老年人之间的关系。农耕时代，长寿的父母往往为奋斗中的年轻夫妻提供他们需要的家庭稳定、进取建议及经济庇护。像我爷爷那样的地主往往到死都紧紧抓住财产权，为了照顾父母而奉献一切的子孙则可望继承更多的家业，至少比离开父母的子孙分得更多。但是，一旦父母的寿命显著延长，父母和子女之间的摩擦就会加剧。对年轻人而言，传统的家庭制度不再是安全的来源，而是对控制权（对财产、财务，甚至其生活方式的最基本的决定）的争夺。

实际上，在我祖父斯塔拉姆的传统家庭里，代际关系一直都很紧张。

你可以想象我叔叔们的感受：他们的父亲一百岁了，而他们自己也已经进入老年，却还在苦苦等待着继承土地，获得经济上的独立。我听说村里有些人家老年人和成年子女为土地和金钱发生激烈的斗争。在我祖父生命的最后一年，他和我借住其家的叔叔之间爆发了愤怒的争吵。争吵的起因不详，可能是我叔叔未经祖父的同意做了一个生意上的决策；也许是我祖父想出门而家里没人愿意陪同他；也许是他喜欢开着窗户睡觉，而他们喜欢关着窗户睡觉。不管是什么原因，吵架的结果（得看故事的主诉人是谁）或者是斯塔拉姆在夜深人静之时怒气冲冲地跑出家门，或者是他被锁在门外。他一个人去了几千米之外的一个亲戚家，两个月都不肯回来。

经济全球化戏剧性地改变了年轻人的生存境遇。国家的繁荣有赖于他们逃离家庭期望的束缚，走自己的路——去任何能够找到工作的地方，做任何喜欢的工作，同任何自己喜欢的人结婚。

这就是我父亲告别印度的犹提去了美国俄亥俄州的道路。他先是离开祖辈居住的村子去那格浦尔上大学，然后又因为事业机会到了美国。随着事业的成功，他往家里寄的钱越来越多，为他父亲和兄弟盖了新房子，给村里提供干净的饮用水和电话，修建的灌溉系统使庄稼在雨水不丰沛的年份也能保证收成。他甚至在附近修建了一所以他母亲名字命名的乡村大学。但不可否认的是，他离开了村子，不会再回去。

虽然美国人对待老年人的方式困扰了我父亲，但是，我祖父之所以能够维持传统的老年生活方式，是因为父亲的兄弟姊妹没有像他那样离乡背井。在我们怀旧式的遐想里，祖父那样的老年生活是值得向往的。但是，我们终归无法拥有那样的老年生活，原因是我们并不需要那样的生活。历史的发展轨迹非常清晰：一旦人们拥有告别传统生活方式的足够的资源和机会，他们就会义无反顾地拥抱新生活。

***

有趣的是，随着时间的推移，老年人似乎并不特别为孩子的离开而难过。历史学家发现，在工业化时代，老年人大多没有经济上的困难，他们并不为独自生活而难过。相反，随着经济的发展，财产权模式也发生了改变。子女离家去外地找寻机会，那些长寿的父母发现他们可以卖掉土地而无须把土地传给孩子。工资上涨和退休金制度使得越来越多的老人得以积攒存款和财富，从而使他们能够在经济上安排好自己的老年生活，无须一直劳作到死。"退休"（退而休养）的生命格局开始形成。

20 世纪初，人均寿命不足 50 岁，到 20 世纪 30 年代，随着营养和环境卫生的改善、医疗护理的进步，人均寿命已经攀升到 60 多岁。从 19 世纪中期到 20 世纪初，家庭规模从平均 7 个子女下降到 3 个。母亲生育最后一个孩子的年龄也下降了——从绝经到 30 岁甚至 30 岁以下。结果，更多的人能活着看见儿女长大成人。20 世纪初，最后一个孩子 21 岁时，母亲大约 50 岁，而之前一个世纪，则是 60 多岁。父母或者子女操心老年问题的时间推迟了10 年甚至更久。

所以，就像他们的子女一样，他们要做的事情就是向前看。有了机会以后，父母和子女都把彼此的分离视为一种自由。一旦老年人在经济上有办法独立，他们就会选择社会学家所谓的"有距离的亲密"。20 世纪初，65 岁以上的美国人中，60% 与一个孩子同住；而到了 60 年代，这个数字已经下降到 25%；到 1975 年，则已只有 15%。这个趋势席卷世界。年过八旬的欧洲人只有 10% 与子女同住，大约一半的人完全独居，没有伴侣。在亚洲人的传统观念里，年迈的父母独自居住被视为让子女丢脸的事（我父亲就是这么认为的），不过同样的改变也正在发生。有关统计数据表明，在中国、日本、韩国，老年人独居的比例正在迅速攀升。

这实际上代表着一种极大的进步，老年人的选择显著增加。1960 年，亚利桑那州的房地产开发商戴尔·韦伯（Del Webb）推广了"退休社区"（retirement community）一词，并在菲尼克斯推出了太阳城社区。这是最早将居民仅限于退休老人的社区。在当时，这个想法广受质疑，大多数开发商认为老年人希望和其他年龄段的人有更多的接触。韦伯不赞同。他认为在生命的最后阶段，老年人并不愿意像我祖父那样过着儿孙绕膝的生活。对于人们希望如何安排所谓的"余闲岁月"，韦伯有不同的理解，并据此修建了太阳城。太阳城有一个高尔夫球场、一个购物商场和一个活动中心，提供了积极的娱乐空间，以及与跟他们同样的人一起外出吃饭的机会。韦伯的想法广受欢迎，在欧洲、美国，甚至在亚洲，退休社区已成为常见的景象。

对于那些没兴趣搬到这种社区的人，例如，爱丽丝·霍布森，则选择住在家里、按照自己的方式自主生活，这既是可以接受的，也是可行的。这个情形值得庆贺。可以说，从历史上来看，对于老年人来说，没有比现在更好的时代了。代际之间的权力角逐关系通过重新协商而化解，方式并不像人们想象的那样。**与其说老年人丧失了传统的地位和控制权，不如说他们分享了新的地位和控制权。现代化并没有降低老年人的地位，而只是降低了家庭的地位。**它赋予人们，包括年轻人和老年人，一种更多自由（包括更少受制于其他几代人的自由）、自主、自助的生活方式。老年人不再受到崇拜，但那并不是因为被对年轻人的崇拜所代替，而是代之以对独立的自我崇拜。

当独立自助的生活不再

这种生活方式也存在一个问题。人们对独立和自助的尊崇没有考虑到生活的现实，独立、自助的境遇早晚会变得不可能。严重的老年疾病或者衰老早晚会来袭，这就像日落一样无可避免。新的问题随之产生：当独立、自

助的生活不能再维持时，我们该怎么办?

1992 年，爱丽丝 84 岁，她的健康状况好得令人诧异。她换了假牙，双眼做了白内障摘除手术。除此之外，她没什么大病，也没住过医院。她仍然和她的朋友波莉一起上健身房，仍然自己购物、做家务。吉姆和娜恩提出把他们家的地下室改为她的卧室，让她搬到那里去住，生活会方便一些。但她不愿意，她无意改变自助的独居生活。

不久，情况开始发生变化。有一次和家人去山间度假时，爱丽丝没来吃午饭。家人在别人的屋子里找到了她，其时她正疑惑家人去了哪里，以前从来没见她这么糊涂过。接下来的几天，家人密切关注她，但是，没发生什么意外的事情。我们就把这件事淡忘了。

有一天下午，娜恩去爱丽丝家里看望她的时候，发现她的腿上到处都是青一块紫一块的淤斑。她跌倒了吗? 起初，爱丽丝否认。但是，后来她承认自己吃了一片安眠药后，曾走木制楼梯去地下室。她坚称只是滑倒，这种事情谁都可能发生，下次她会小心些。然而，很快她就接连摔倒了好几次，只是没有摔断骨头，但是，家人很担心。于是，吉姆采取了当今所有家庭都会采取的行动——带她去看医生。

医生做了些检查，发现她有骨质疏松症，就推荐她补钙。他询问了她既往服用的药，又给她开了新的处方。但实际情况是，医生也不知道该怎么办，爱丽丝的问题不是他解决得了的。她已经步履不稳、记忆衰退，失能、失智的情形越来越严重。她的独立生活状态维持不了多久了。但是医生提供不了解决方案，他甚至说不好将会发生什么。

Being Mortal

Medicine

and

What Matters

in the End

02

崩溃
接受变老这件事

临床医学和公共卫生的发展改变了我们的生命轨迹。在不久之前，死亡还是稀松平常的事，随时都可能发生。不管你是 5 岁还是 50 岁，每一天都是在碰运气。如果你勾画一个当时典型的个人健康发展过程，那么其曲线图看起来如图 2-1。

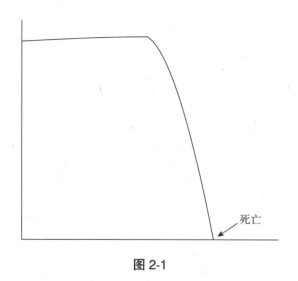

死亡

图 2-1

与健康相伴，生活会愉快地行进，没有任何问题。然而在某一天，疾病会突然袭击，健康状况会像推上滑雪口一样迅速下滑——其情形就像我祖母苟比卡柏·葛文德那样。她一直非常健康，直到有一天她突然患上疟疾。当时，她还不到 30 岁。或者，就像里奇·霍布森那样——他在出差途中突发心脏病，就此撒手尘寰。

这些年来，随着医学技术水平的不断提高，推上滑雪口的时间随之推迟。卫生环境和其他公共卫生措施极大地降低了传染病的死亡风险（尤其是儿童时期的死亡风险），临床医学的进步则极大地降低了分娩和外伤的死亡率。20 世纪中期，工业化国家只有 4% 的人在 30 岁之前去世。此后的几十年间，医学科学降低了威胁成年人生命的心脏病、呼吸系统疾病、中风及其他各种疾病的致死率。当然，最终，我们都会死于某一种疾病。但是，即便到了那个时候，医学也有办法推迟许多疾病的致命时刻。例如，无法治愈的癌症在确诊以后，患者还能存活很长一段时间。通过治疗，他们的症状得到控制，他们得以恢复正常生活，不觉得自己是病人。

但是，尽管速度缓慢，癌细胞还是会继续推进，就像攻克了周围防御网的夜间巡逻队。最后，它会让人清楚地意识到它的存在，会出现在肺部、脑部，甚至脊椎——约瑟夫·拉扎罗夫的情况就是如此。此后，身体衰弱的速度通常相对较快。虽然死亡发生的时间推迟了，但是，轨迹不变。仅仅几个月或者几个星期，身体就垮掉了。这就是为什么病症已经存在了多年而死亡却仍然让人感到吃惊的原因。看起来笔直、稳固的道路仍然可能消失，患者开始急速掉下山谷。

然而，很多慢性病（如肺气肿、肝病、充血性心力衰竭）的衰亡模式已经改变了。我们的治疗不仅仅是延迟下滑的时刻，而且延长下滑的过程，使生命衰竭的曲线看起来不是悬崖峭壁，而是下山的缓坡（见图 2-2）。

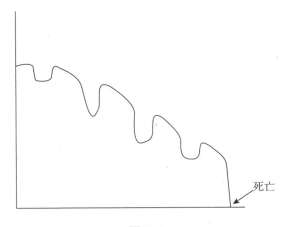

图 2-2

下山的路上会出现令人眩晕的陡坡深谷，但是也有延展的坦途：我们没法避开伤害，但是我们可以阻止死亡。我们通过药片、注射液、手术、监护室帮助人们渡过难关。入院的时候，他们状况危急，而且我们采取的一些措施也可能会使他们的情况更加恶化。但是，就在他们似乎快要断气的瞬间，他们又苏醒了。我们让他们得以回家——虽然他们已变得更虚弱，身体遭到了更大的损害，再也回不到从前的基准线。随着疾病的发展和器官损伤的恶化，病人承受不起哪怕是十分微小的问题——一次单纯的感冒都可能使其毙命。最后的进程仍然是向下倾斜的，直到再也不能康复。

然而，医学的进步使许多人经历的轨迹并不遵循这两种模式。相反，越来越多的人会活足一个完整的生命周期，死于老年。老年并不是一种诊断结论。在死亡证明上总得写下某种最终的近似原因——例如呼吸衰竭，或者心搏停止。但是，实际上，并不是某一种疾病导致了生命的消亡；罪魁祸首乃是在医学实施其维持措施和打补丁工作的时候，身体系统累积的摧毁力量。我们时而降低血压，时而抗击骨质疏松，控制这种病，发现那种病，置换坏掉的关节、瓣膜，眼看着"中央处理器"渐渐衰竭。生命衰亡的过程变成一条长长的、缓缓的曲线（见图 2-3）。

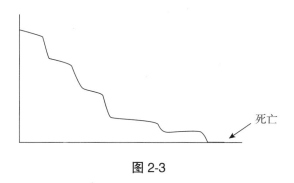

死亡

图 2-3

临床医学和公共卫生的发展带给人类难以置信的恩惠——相比于任何时代的人，当代人的生命都变得更长久、身体更健康、工作更多产。然而，行进在这些改变了的道路上，我们看待生命的下行阶段时，心怀忐忑。我们需要帮助的阶段往往很长，我们认为这是一种缺陷，而不是新出现的、预料之中的事态。我们经常炫耀某位 97 岁的老人跑马拉松的故事，仿佛类似事例不是生物学上的奇迹，而是对所有人的合理期待。然后呢？当身体不能满足这种幻觉时，我们就觉得好像某种意义上我们需要因为某种原因感到抱愧。而医学界的人士并不施以援手，因为我们通常觉得处于"山脚下"的病人没意思，除非他有着明确的、可以被医生修复的问题。某种意义上，现代医学的进步带来两场革命：**我们经历了生命过程的生物学转换，也经历了如何认识这一过程的文化转换。**

人如何衰老以及为什么会老

生命老化的故事就是身体器官走向衰竭的故事。想想我们的牙齿吧，人体内最坚硬的物质就是这些白色的牙釉质了。随着年龄渐长，它们也会磨损，隐约显露出下面柔软的、黑色的层次。与此同时，供应给牙髓及牙床的血液减少，唾液分泌减少；牙龈容易发炎，脱离牙齿，暴露牙根，使之不稳定并延长其显露部分，尤其是那些较短的牙齿。专家说，通过检测一颗牙齿——如果那个人还有牙齿可供检测的话，就可以测定一个人的年龄，误差不超过 5 岁。

周到的口腔保健有助于防止牙齿掉落，但衰老又横亘在我们的眼前。例如，关节炎、震颤或轻微中风都会使得刷牙和用牙线洁牙变得困难，而且，由于神经的敏感性随着年龄增长而下降，人们可能很晚才意识到牙齿孔洞和牙龈问题。在正常的生命历程中，下颌肌肉会损失 40% 的质量，而下颌骨会丢失 20% 的骨质，变得多孔而乏力。由于咀嚼能力弱化，人们转而吃柔软的食物，而这类食物一般富含碳水化合物，更容易引起牙齿孔洞。到 60 岁的时候，在美国这样的工业化国家，人们一般都已失去了 1/3 的牙齿。85 岁以后，大约有 40% 的人已经一颗牙齿都没有了。

在我们的骨头和牙齿软化的同时，身体的其他部分却变硬了。血管、关节、心脏瓣膜甚至肺，由于吸取了大量的钙沉积物，从而变得坚硬。在显微镜下，血管和软组织中的钙与骨头的钙是一模一样的。手术的时候，进入老年人的体内，手指能感觉到其主动脉和其他主血管已变硬并缺乏弹性。研究发现，同胆固醇水平相比，骨密度的降低甚至比动脉粥样硬化病能够更好地预测死亡。随着生命的老化，钙好像从骨骼渗漏出来，进入了组织。

为了使同样数量的血液流经变窄、变硬的血管，心脏只得产生更大的压力。结果，一多半的人到了 65 岁时形成了高血压。由于必须顶着压力输送血液，心脏壁增厚，对运行需要的反应能力减弱。因此，从 30 岁开始，心脏的泵血峰值稳步下降。人们跑步的长度和速度都赶不上过去，爬一段楼梯而不喘粗气的能力也逐渐下降。

心脏壁在增厚，而别的部位的肌肉却变薄了。40 岁左右，肌肉的质量和力量开始走下坡路。到 80 岁时，我们丢失了 25%~50% 的肌肉。

从手的变化就可以看到整个过程的演进：40% 的手部肌肉存在于手掌肌肉和拇指肌肉。仔细观察老年人的手掌以及拇指根部，会发现肌肉组织不是凸出的，而是平坦的。X 线片显示动脉钙化的斑点，骨头呈半透明状态。从 50 岁开始，骨头以每年约 1% 的速度丢失骨量。手有 29 个关节，每一个关节都容易因骨性关节炎而受到破坏，从而使关节表面显得粗糙、破损，关节间隙塌陷，让骨头挨着骨头。病人会感觉关节周围肿胀，手腕的活动范围减小，抓握能力减弱，并容易疼痛。手还有 48 条有名称的神经分支。手指肚的皮肤处对机械刺激作出反应的感觉器官退化会导致触觉失灵；运动神经元的丧失会导致灵活性下降，手写能力退化；手的速度和振动感会衰退，由于手机的按钮和触屏面积小，使用标准手机越来越困难。

这一切都是正常现象。过程可以延缓（通过调整饮食和运动等方法），但是，无法终止——功能性肺活量会降低，肠道运行速度会减缓，腺体会慢慢停止发挥作用，连大脑也会萎缩。30 岁的时候，大脑是一个重约 1 400 克的器官，颅骨刚好容纳得下；到我们 70 岁的时候，大脑灰质丢失使头颅空出了差不多 2.5 厘米的空间。所以像我祖父那样的老年人在头部受到撞击后，会很容易发生颅内出血——实际上，大脑在他们颅内晃动。最先萎缩的部分一般是额叶（掌管判断和计划功能）和海马（组织记忆的场所）。于是，记忆力和收集、衡量各种想法（即多任务处理）的能力在中年时期达到顶峰，然后就逐渐下降。处理速度早在 40 岁之前就开始降低（所以数学家和物理学家通常在年轻时取得最大的成就）。到了 85 岁，工作记忆力和判断力受到严重损伤，40% 的人都患有教科书所定义的老年失智（痴呆）。

***

生命衰老的原因是引起热烈争论的一个话题。经典的观点认为衰老是随机损耗的结果，最新的观点则认为衰老是有序的、基因设定的。持这种观点的专家认为，经受同样磨损的同种类动物具有与人类不同的生命周期。加拿大雁的寿命是 23.5 岁，皇雁则只有 6.3 岁。也许像植物一样，动物的生命在很大程度上是受内在支配的。例如，某些种类的竹子会密集成片，生长和繁盛达百年，突然一起开花，然后同时凋零。

近年来，生物是顷刻死掉的而不是损耗而亡的观点受到重视。现在对已经非常出名的秀丽隐杆线虫（10 年之内，研究这种小线虫的科学家两次获得诺贝尔奖）进行研究的科学家们仅仅改变它的一个基因，繁殖出来的虫子就可以延长一倍的寿命，衰老速度放缓。之后，科学家们已经通过修改单个基因延长了果蝇、老鼠和酵母菌的生命周期。

尽管有这些发现，证据的优势却与寿命是内在植入的思想相违背。在10 万年的存在史中，人类的寿命大多数时候（除了过去几百年）不到 30 岁。（研究揭示，罗马帝国的臣民平均寿命是 28 岁。）人类的自然进程是在英年早逝，未老先亡。事实上，历史上大多数时候，每个年龄段都有死亡的危险，与衰老根本没有必然的明显联系。谈到 16 世纪晚期的生活时，蒙田写道："死于老年是少见、异常、奇异的死法，远不如其他死法来得自然——这是最不可能的、最极端的一种死法。"现在，世界上多数地方人们的平均寿命已经超过了 80 岁，所以可以说，我们已经是怪物，我们的寿命远远超出了给定的时间。当我们研究衰老时，我们试图理解的并不是自然的过程，而是非自然的过程。

事实证明，遗传对于长寿的影响小得惊人。德国马克斯·普朗克人口研究所的詹姆斯·沃佩尔（James Vaupel）发现，相比于平均值，寿命长短只有 3% 取决于父母的寿数，而高矮则 90% 取决于父母的身高。即便是基因相同的双胞胎，寿命差异也很大：典型的差距在 15 岁以上。

如果说基因的作用比我们想象的小，那么典型的损耗模式的作用则比我们了解的大。芝加哥大学研究员莱昂尼德·加夫里洛夫（Leonid Gavrilov）争辩说，人类衰退的方式同所有复杂系统的衰退方式一致，是随机的、逐渐的。工程师们早就认识到，简单的设备一般不老化。它们可靠地运行，直到某个关键的部件出了问题，然后整个设备瞬间报废。例如，发条玩具运作灵活，直到齿轮朽坏，或者弹簧断裂，然后就完全不能玩了。但是，复杂系统（比如发电厂）尽管有几千个危险的、潜在易坏的部件，却不能一下子就停摆，而是必须继续运行。因此，在设计这类机器时，工程师考虑了多重冗余层：备用系统和备用系统的备用系统。备用系统可能不如一线部件那么有效，但是，它们使得机器在损坏累积的情况下仍然继续运转。加夫里洛夫认为，在基因所确定的参数以内，人类正是如此运行的。我们有一个多余的肾、一叶多余的肺、一副多余的性腺，以及多余的牙齿。细胞中的 DNA 在常规条件下经常受到损害，但是，我们的细胞有几个 DNA 修复系统。如果一个关键的基因永久损坏了，通常其附近就有额外的相同基因。而且，如果整个细胞都坏死了，那么，别的细胞就会填补进来。

尽管如此，随着复杂系统的缺损增加，终有一天，某一个缺损就足以破坏整个系统，导致所谓的虚弱状态。发电厂、汽车和大型组织都可能发生这种情况。这种情况也会发生在我们身上：终于有一天，备用的一个关节也受到损坏，备用的一条动脉也已经钙化。当我们不再能够继续损耗的时候，我们的身体就彻底耗竭了。

这会通过一系列令人困惑的事件体现出来。例如，头发变白只是因为给头发提供颜色的色素细胞枯竭了。头皮的色素细胞只有几年的自然寿命，我们头发的颜色是依靠头皮以下的干细胞代替色素细胞来维持的。然而，干细胞池也会逐渐枯竭。于是，到 50 岁的时候，一般人会有约一半的头发变白。

在肌肤细胞内部，清洁废物的机制慢慢失效，残渣聚集，成为胶黏的、黄棕色的色素凝块，即所谓的脂褐质，这就是见之于皮肤的寿斑。随着脂褐质在汗腺中累积，汗腺逐渐失灵，因此，老年人容易发生中风和热衰竭（中暑）。

眼睛无法视物的原因有所不同。晶状体是由极其耐久的晶体蛋白构成的，但是，其化学成分会发生改变，随着时间的推移，弹性会降低——因此，许多人都有的远视（老花眼）往往始于 40 岁。这个过程还使得晶体逐渐发黄。即便没有白内障（由于年龄增大、过度接触紫外线、高胆固醇、糖尿病或抽烟等导致晶体白浊混沌），一个 60 岁健康人的视网膜接收到的光线也只是一个 20 岁年轻人的 1/3。

我曾经同菲利克斯·西尔弗斯通（Felix Silverstone）沟通过衰老问题。他在纽约的帕克护理中心（Parker Jewish Institute）担任高级老年病学专家长达 24 年，就衰老问题发表了 100 多篇论文。他告诉我："衰老过程并不存在一种单独的、共通的机制。"我们的身体在逐年积累脂褐质、氧自由基损伤、随机的基因突变以及其他各种问题。这个过程是逐渐的、不停息的。

我询问西尔弗斯通老年病学家是否搞清楚了导致衰老的特定的、可复制的途径。他说："没有。我们就是一下子崩溃了。"

连医生都避之不及的老年病

这不是一个诱人的前景。人们自然而然地喜欢避开衰老的话题。有十多本讲衰老的畅销书，可是，它们的题目都是什么《明年更年轻》《年龄的源泉》《永远年轻》，或者我最喜欢的书名——《性感岁月》。然而，罔顾事实有害无益。作为一个社群，我们没有及时采取处理适应性问题的措施。我们遮蔽了本来存在的、可以改善个人衰老体验的机会。

医学进步延长了我们的寿命，结果产生了所谓的生存的"矩形化"。人类历史的多数时候，社会人口构成呈金字塔形：小孩子占最大的部分——即塔基，其上的群体年龄越大，人数越少。1950 年，美国人口中，5 岁以下的儿童占 11%，45~49 岁的成人占 6%，80 岁以上的人占 1%。如今，50 岁的人和 5 岁的人数量大致相同。未来 30 年，80 岁以上的人和 5 岁的人将一样多。整个工业化世界都会出现同样的模型。

各个国家都还没有着手处理这种新的人口构成状况。有些国家坚持 65 岁退休的观念——在 65 岁的人只占人口一小部分的时候，这是合理的，但是，在这部分人群接近 20% 的时候，则越来越站不住脚。人们为老年积攒的钱是大萧条以来最少的。一多半的高龄老年人独居无伴，子女数量比以往任何时候都少，然而，我们根本没考虑过如何独自度过最后的岁月。

同样令人担忧而少有人意识到的是，医学对于其负责的变化本身迟迟不予面对，或者说，迟迟不运用我们所储备的、使老年生活更好的知识。虽然老年人口迅速增加，但 1996 年到 2010 年间，美国医学专业投入临床的合格老年病医生数量实际上下降了 25%。申请参加成人初级保健医学培训项目的人数骤然减少，而申请整形外科和放射科的人数则突破了历史纪录。部分原因是金钱——老年病医生和成人初级保健医生是医学领域中收入最低的；除此之外，无论我们承认与否，很多医生不愿意投身于照料老年人的行列。

"主流的医生会避开老年病，因为他们没有对付'老废物'的设施，"老年病学专家菲利克斯·西尔弗斯通解释道，"'老废物'要么是耳背，要么视力差，要么记忆力有所缺损。为'老废物'看病，你得放慢速度，因为他会让你重说一遍或者再问一次。而且，'老废物'不是只有一个主要问题——他有 15 个主要问题。那你怎么处理所有的问题？你不知所措。而且，其中有些病他已经得了 50 年了。他有高血压、糖尿病或者关节炎。治疗其中任何一个病对医生来说都没什么吸引力。"

然而,对付老年病有一套发达的专业技能。医生没有办法修复这些问题，但是可以进行干预与关怀。在拜访我所在医院的老年病科，看到那里的医生工作之前，我没有充分认识到老年病学所涉及的专业技术的性质，也没有认识到他们的工作对我们每个人有多重要。

脚才是老年人真正的危险

老年门诊，或者像我们医院那样，称为高龄疾控中心（即便在专为 80 岁以上的老人开设的门诊，病人也会对"老年病"或者哪怕"老年人"这类词语侧目而视），就在我所在的外科门诊的楼下。多年来，我几乎每天路过这里，但我从来不曾稍加留心过。然而，有一天早晨，我转到楼下，征得病人的同意，坐在诊断室，陪着首席老年医学专家于尔根·布鲁道（Juergen Bludau）一起看了几个病人。

"今天为什么过来？"医生询问当天的第一个病人简·嘉福里尔斯。她85岁，蓄着一头短短的、卷曲的白发，戴着椭圆形的眼镜，穿的是薰衣草色的针织衫，面露甜美、自信的微笑，个子矮小，但表情坚定。她步履稳健地走进诊断室，一只胳膊下夹着钱包和外套，后面跟着她的女儿。除了淡紫色的矫形鞋以外，她无须任何支持。她说她的内科医生推荐她来这儿一趟。

医生问她："身体有什么特别的情况吗？"

答案似乎是既有又没有。她首先提到，腰痛了几个月，并且疼痛辐射到腿部，有时候难以起床或者起立。她还患有严重的关节炎，她给我们看她的手指，指关节肿大，由于所谓的鹅颈弯变形，手指向外侧弯曲。十多年前，她的两个膝盖都换过了。她有高血压，她说是紧张所致。然后，她把药品单递给布鲁道。她患有青光眼，每4个月做一次眼部的检查。她过去从来没有"如厕问题"，但是，她承认自己最近开始用卫生护垫。对了，她还做过直肠癌手术，现在她的肺部有一个结节，放射检查报告说可能是癌细胞转移了，并推荐她做活检。

布鲁道询问她的生活，这让我想起第一次在岳父母家见到爱丽丝的情形。除了她的约克郡犬以外，简·嘉福里尔斯一个人住在波士顿罗克斯伯区西边的一座独栋房子里。23年前，她的丈夫死于肺癌。她不开车，有个儿子住在附近。儿子每周为她采购一次，每天会电话询问她的情况——"就是看看我是不是还活着。"她开玩笑说。另一个儿子和两个女儿住得较远，但是他们也有出力。在其他方面，她都能很好地照顾自己。她自己做饭、打扫卫生、监督自己吃药并处理各种账单。

她说："我有一套规矩。"

她上过高中，第二次世界大战期间她在查尔斯顿海军造船厂担任铆工。她还在波士顿市中心的约旦·玛氏百货商店工作过一段时间。但那都是很久以前的事了。现在她待在家里，有一个院子和一条狗，家人不时来看望她。医生巨细靡遗地询问她一天的生活。她通常5点或者6点醒来——她说她好像已经不需要太多的睡眠。在背部疼痛允许的情况下，她会起床、洗浴、穿衣服、下楼吃药、喂狗、吃早餐。布鲁道问她当天早餐吃的什么。她说是麦片和一根香蕉。她讨厌香蕉，但她听说香蕉有益于补钾，所以不敢不吃。早饭后，她带狗到院子里遛一圈，然后开始做家务——洗衣服、打扫卫生，等等。上午晚些时候，她会休息一会儿，看看电视购物节目。午饭是一个三明治和一杯橙汁。如果天气好，午饭后她会去院子里坐坐。原来她很喜欢料理她的花园，但是眼下她已经做不动了。下午过得很慢。她可能再做些家务，可能会睡会儿午觉或者打打电话。最后，她会做晚饭——沙拉、烤土豆或者炒鸡蛋。晚上，她看红袜队、爱国者队或者大学篮球队的比赛——她热爱体育。她一般到半夜才就寝。

布鲁道让她坐上检查台。她努力爬上去，踏上台阶的时候，差点儿摔倒，医生扶住了她的手臂。他量了她的血压，血压正常。他检查她的眼睛和耳朵，让她张开嘴。他麻利地用听诊器听她的心脏和肺。只是在检查她双手的时候，他放慢了动作——她的指甲修剪得整整齐齐的。

他问："谁给你剪的指甲？"

嘉福里尔斯回答说："我自己。"

我努力思考她这次来访能有什么收获。以她的年龄而言，她的情况很不错，但是又面对从不断恶化的关节炎到小便失禁到可能是直肠癌转移的各种病症。我觉得，在45分钟的看病过程中，布鲁道需要作出判断，在众多困扰中把注意力集中到对生命具有最大潜在威胁的问题（可能的癌细胞转移），或者是最烦扰她的问题（背部疼痛）上。但这显然不是他的想法。他几乎问都没问及这两个问题。相反，他花了大量时间检查她的脚。

他要求她脱下鞋和袜子，她问道："真有这个必要吗？"

"是的。"他说。她离开后，他告诉我："每次都应先查一下脚的情况。"他说曾有一位打着蝴蝶领结的老先生来看病，看上去衣着得体，直到他的脚暴露了问题：由于他无法弯腰够到脚，他的脚已经几个月没洗过了，这代表着疏忽和真正的危险。

嘉福里尔斯没法儿脱鞋，从旁看着她努力了一会儿以后，布鲁道屈身帮她。他帮她脱掉鞋子，双手捧着她的脚，一次一只。他仔细检查她的脚——脚底、脚趾、趾间，然后帮她穿上鞋袜，把他的评估告诉了她和她女儿。

他说她的情况非常好，思维敏捷，身体强壮。她的危险在于难以维持目前的状况。她所面临的最严峻的威胁不是肺结节或者背部疼痛，而是跌倒。每年有35万美国人因为跌倒而发生髋关节骨折。其中40%的人最终进了疗养院，20%的人再也不能行走。导致跌倒的三大主要危险因素是平衡能力差、服用4种以上的处方药和肌肉乏力。没有这些风险因素的老年人一年有12%的机会跌倒，三个风险因素都占齐的老年人几乎100%会跌倒。

简·嘉福里尔斯至少有两项风险因素。首先，她的平衡能力弱。虽然她不需要拐杖，但是，她进门的时候，他注意到她迈着八字步。她的双脚肿大，脚指甲没修剪，趾间有疮疡，跖球处有厚厚的、圆形的茧。

其次，她服用 5 种处方药。每一种无疑都有作用，但是这些药一起吃的话，通常会导致眩晕。此外，其中一种降压药有利尿作用，而她饮水很少，有脱水和眩晕恶化的危险。布鲁道检查的时候发现，她的舌头极度干燥。

她没有明显的肌肉乏力，这很好。他说，当她从座椅上站起来的时候，他发现她没有用手臂支撑自己。她一下就站了起来——这是肌肉力量仍然良好的征兆。然而，从她当天描述的细节看，她好像没有摄入足够的维持体力的热量。布鲁道问她最近体重是否有所变化。她承认过去 6 个月她瘦了 3 千克。

后来，布鲁道告诉我，**医生的工作是维护病人的生命质量**。这包含两层意思：尽可能免除疾病的困扰，以及维持足够的活力及能力去积极生活。大多数医生只治疗疾病，以为其他事情会自行解决。如果没有改善呢？如果病人身体衰弱、该去养老院呢？那么，这似乎并不是医学问题，对不对？

然而，对于一个老年病学专家，这是一个医学问题。虽然无法阻止身体和心智变老，但是，有办法使这些问题更容易处理并至少避免某些最坏的后果。于是，布鲁道推荐嘉福里尔斯找一位足病医生。为了更好地照顾她的脚，他希望她每 4 周去一次。他没有发现什么可以去掉的药，但是，他把利尿的降压药改为另一种不会导致脱水的降压药。他建议她白天吃一次零食，清除家里所有低卡路里、低胆固醇的食物，看看家人或朋友是否可以多跟她一起吃饭。他说："一个人吃饭会有点无聊。"他让她三个月后再来找他，以便确认这个方案是否有效。

大约一年后，我联系了嘉福里尔斯和她的女儿。她已经满 86 岁了。她胃口好了些，体重增加了 0.5 千克左右，并且一次都没跌倒过。

***

在我结识于尔根·布鲁道和简·嘉福里尔斯并领会到老年生活存在各种潜在风险之前很久，爱丽丝就开始跌倒了。我和家里的其他人一样，根本没意识到她的跌倒是在给我们敲响警钟，也不明白只要做一些简单的改变，就可以保持她的独立性和她喜欢的生活（至少稍微长久一些）。她的医生也从来不懂得这一点。这一切都使得事态持续恶化。

接着发生的不是跌倒，而是汽车事故。在把她的雪佛兰羚羊倒出私家车道时，车子冲过街道，越过路沿石，穿过一个院子，直到撞上邻居家的灌木丛才停了下来。家人推测她是把油门当成刹车了，但爱丽丝坚称油门被卡住了。她自认为是一个优秀的司机，讨厌任何人认为问题在于她的年龄。

身体的衰退像藤蔓一样悄悄蔓延，一天一天，变化微小，不易察觉。人会适应变化，直到某天某件事情发生了，才终于明白情况已经不同了。对爱丽丝来说，跌跤没有达到这种效果，汽车事故也没有，产生这种效果的是一次骗局。

汽车事故之后不久，爱丽丝雇了两个人修剪院子里的树并整理院子。他们跟她定了一个合理的价格，但是显然这两个人当时已把她视作作案目标。工作完成后，他们说她该给他们 1 000 美元。她犹豫不决，在钱的问题上她很小心，也很有条理。但是他们大声嚷嚷并威胁她，被逼无奈之下，她写了支票。她吓得浑身发抖，但同时也很尴尬。她没跟任何人提起这件事，指望着可以把它抛在脑后。但隔了一天，那两个人在傍晚时候又来了，要求她付更多的钱。她和他们争论，但最后还是写了支票，最终的总价是 7 000多美元。又一次，她一个字都没吐露。然而，邻居听见爱丽丝家门口有人高声喧哗，叫来了警察。

警察到的时候，那些人已经走了。有个警察记下了爱丽丝的口述，承诺做进一步的调查。她还是不愿意把事情告诉家人，但是她知道这是件麻烦事，过了一阵子，终于还是告诉了我的岳父吉姆。

吉姆同报警的邻居进行了交谈，他们表示为她担心，独自生活对她似乎已不再安全。想想这次事件，还有车冲进灌木丛的事。而且他们也注意到，像把垃圾放到路边这样平常的琐事对她都已经是很大的困难。

警察逮到了骗子，以涉嫌盗窃为由拘捕了他们。最终，他们被判有罪入狱。这本来应该令爱丽丝感到满意，但是，她倒真心希望忘记这件事。整个过程使得事件被反复提起，提醒人们她的脆弱。

骗子被抓获之后，吉姆很快提出陪爱丽丝一起去看看养老院。他说，只是看看养老院是什么样子。但是他俩心里都明白事态发展的方向。

承认"年纪大了"才能活得自然

衰老是我们的宿命，死亡总有一天会降临。但是在我们体内的最后一个备用系统失灵之前，医学护理可以决定这条道路是猛然下降，还是舒展平缓地下降，使我们可以更长久地保持至关重要的生活能力。我们医学领域中的技术专家大多不考虑这个问题。我们擅长处理特定的、个别的问题：直肠癌、高血压、膝关节炎。交给我们一种病，我们能够采取一些措施。但是，给我们一个有高血压、膝关节炎以及其他各种病痛的老妇人，一个面临失去所喜欢的生活的危险的老妇人，我们几乎不知道该怎么办，往往只会把事情搞得更加糟糕。

几年前，明尼苏达大学的研究者们找到了 568 位 70 岁以上的男士和女士。这些人都独居，而且都有慢性健康问题、新生疾病，以及认知上的变化，因此是失能的高危人群。征得他们的同意后，研究者随机安排一半的人看老年病医生和护士——一群致力于老年管理艺术和科学的人。其他人则看他们平常的医生，这些医生知晓他们的高危状态。18个月内，两组各有10%的病人离世。但是，看老年病医疗组的病人失能概率降低了1/4，患抑郁症的概率降低了50%，需要家庭保健服务的概率下降了40%。

这些结果令人震惊。如果科学家能发明一种设备（就叫它自动抗衰机吧），它不会延长你的生命，但是可以大大降低你入住疗养院或者患抑郁症的可能性，我们肯定会为之欢呼。我们不关心医生是否必须打开你的胸腔，把那个东西植入你的心脏。我们会发起粉红丝带行动，为每个75岁以上的老人安一个；美国国会会举行听证会，要求了解为什么不给40多岁的人也安装一个；医学生会冒充自己是抗衰老专家；华尔街会推高这一设备生产公司的股票价格。

然而，这只是幻想，我们目前只有老年病医学。老年病学医疗组并不做肺部活检，或者背部手术，或者植入自动抗衰机。他们只是会简化药物，保证关节炎得到控制，确保脚指甲得到修剪，三餐都能吃好。他们会注意令人烦恼的孤独迹象，让社工检查病人的家是否安全。

我们该如何激励这种工作？社会似乎南辕北辙。老年病学家、明尼苏达大学研究项目首席研究员查德·博尔特（Chad Boult）告诉我，在他发表研究结果（证明专业的老年病学护理可以在多大程度上改善人们的生活）几个月后，医院关闭了老年病科。

博尔特后来去了巴尔的摩的约翰·霍普金斯布隆伯格公共卫生学院。他告诉我："大学的那些负责人认为它不划算，根本连收支平衡都很难达到。"

博尔特的研究发现，医院为每个病人提供老年病治疗的花费比他们贡献的收入平均超出 1 350 美元，而联邦医疗保险（Medicare，美国老年人的承保机构）不包含这部分支出。这是一种奇怪的双重标准。没有人要求 25 000 美元的起搏器或者冠状动脉支架为承保机构省钱，这些东西只是有可能对人们有好处。与此同时，明尼苏达大学那 20 多位治疗成果已经得到证明的老年病学医护人员，却只得寻找新工作。全美有几十家医疗中心缩减或者关闭了老年病科室。博尔特的许多同事不再宣扬他们的老年病学训练背景，因为他们害怕太多的老年病人找上门。"从经济角度来讲，一切变得非常困难。"博尔特说。

但是，老年病学惨淡的财务状况只是一个更深刻的事实的表征：人们没有坚持要求改变优先顺序。我们都喜欢新的医学小发明，要求政策制定者承诺为此付钱。我们喜欢那些承诺能治病的医生。但是，老年病学医生是什么？谁为老年病学医生呼吁？他们所做的，包括加强老年人的身体韧性、强化经受疾病的能力，都既困难，又有限，没有吸引力。它要求关注身体及其变化，警惕营养、药物及生活状况，而且，**它要求每个人思考生活中不可以治愈的情况——不可避免的衰老，以便作出一些必要的小小改变来重塑衰老。**在长生不老的幻觉大行其道的情况下，老年病学医生要求我们承认自己会衰老，这个举动很不讨巧。

老年病学家的晚年生活

对菲利克斯·西尔维斯通而言，管理老年生活、改变令人不安的现实是他终身的工作。50 年来，他是全美老年病学的领头人。但我认识他的时候，他自己也已经 87 岁了。他感觉得到自己的心智和身体在日渐耗损，他花了一辈子研究的问题，到最后自己也难以幸免。

菲利克斯是个幸运的人。即便 60 多岁的时候发生了一次中风，使他几乎丧失了一半的心脏功能，他还是无须停止工作；79 岁的时候他差点儿发生心脏停搏，但他还是能继续工作。

"有一天晚上，我坐在家里，突然感觉到心悸，"他告诉我，"当时我正在读书。几分钟以后，我觉得气紧。很快，我觉得胸闷。我摸了摸脉搏，超过了 200 次。"

他是那种在胸痛的时候，还会抓住机会检查自己脉搏的人。

"我妻子和我稍微讨论了一下要不要叫救护车，最后决定叫。"

菲利克斯到了医院，医生对他实施电击，恢复了心脏的搏动。他患的是室性心动过速，医生给他的胸部植入了一台自动除颤仪。几周后，他就康复了，医生放他出院，准许他全面恢复工作。那次发作以后，他又经历了疝气修补、胆囊手术、关节炎治疗，不过，这些病只是让他不再狂热地弹钢琴；他那衰老的脊柱发生了压缩性骨折，使他的身高从 1.73 米减少了足足 8 厘米；他的听力也下降了。但是，他仍然继续行医。

"我改用电听诊器，"他说，"它们很讨人厌，但是很好用。"

到了 82 岁时，他不得不退休了。问题不在于他的健康，而是由于他妻子贝拉的健康。他们已经结婚 60 多年了。菲利克斯和贝拉是在布鲁克林的国王县中心医院相识的，当时他在医院做实习医生，她是营养师。他们养育了两个儿子。孩子们离家以后，贝拉考取了教师资格证，教有学习障碍的儿童。然而，在她 70 岁的时候，视网膜病变削弱了她的视力，她只好停止工作。10 年后，她几乎完全失明。菲利克斯觉得把她一个人留在家里不再安全，于是他于 2001 年放弃行医。他们搬到波士顿之外马萨诸塞州坎顿的退休社区果园湾（Orchard Cove）。这里距他们的儿子更近一些。

菲利克斯说："没想到经历这种改变后我还能活下来。"他早已从他的病人身上观察到适应年龄带来的变化有多艰难。在检查最后一个病人及收拾家的时候，他觉得自己快要死了。"我既在拆解我的房子，也在拆解我的生活，"他回顾道，"那太可怕了。"

我们坐在果园湾主门厅旁边的图书室里，阳光透过大型落地窗照进屋子，墙上挂着趣味高雅的画作。我们坐的扶手椅带着软垫，是联邦风格的设计。这里像一个舒适的酒店，只不过来来往往的人都在 75 岁以上。菲利克斯和贝拉住着一套两居室的房子，门窗对着森林，空间很宽敞。客厅里摆着菲利克斯的大钢琴，茶几上堆着他依然订阅的医学杂志。他说："那是为了安慰我的心灵。"他们所在的是独立居住区，服务包含做家务、换洗被子及提供晚餐。一旦需要，他们可以要求升为辅助生活，包含提供一日三餐及每天一个小时的个人护理。

这不是一般的退休社区，而且即使一般退休社区的一个房间每年的租金也达 3.2 万美元。门槛费一般是 6 万美元，最高达 12 万美元。而与此同时，80 岁以上老人的收入中位数只有 1.5 万美元。一多半进驻长期护理机构的老年人花光了全部积蓄，只得依靠政府资助的福利才住得起。最终，美国老年人失能并入住疗养院（年花费比独立生活多 5 倍以上）的平均时间超过一年。这是菲利克斯拼命想要避免的结局。

作为一个老年病学专家，他努力客观地记录他所体会到的变化。他发现他的皮肤很干燥，嗅觉退化了，夜间视力变差了，很容易感觉疲劳，也开始掉牙齿。但是他采取了所有他能够采取的措施。他使用润肤霜避免皮肤裂口，他避开高温，每周骑三次健身脚踏车，每年看两次牙医。

他最关心的是头脑的变化。"我的思路不像过去那么清晰了，"他说，"我以前半个小时就可以看完《纽约时报》，现在需要一个半小时。"而且即便如此，他也不确定他理解的仍像过去那么多。他的记忆力也给他带来麻烦。"如果我回过头去看我读过的东西，我知道我看过了，但是有时候我并没有真的记住，"他说，"这是短时记忆的问题，很难接收并存储信息。"

他运用自己曾经教给病人的方法。"我努力刻意地留意正在做的事情，而不是机械地做事，"他告诉我，"我还没有丧失行动的自主性，但是我已经无法像过去那样依靠它了。例如，我已无法一边想事情，一边穿衣服，同时确定衣服已经完全穿好。"他认识到尽力更加刻意的策略并非总是奏效，有时候他会把同样的故事对我讲两遍。他心里的思绪会落入惯常的套路，有时无论他怎么努力，都没有办法把它们推上新的路径——思绪很顽固，甚至会反抗。菲利克斯作为老年病学专家的知识迫使他认识到自己的衰老，但并不能使之更容易接受。

"偶尔我的情绪有些低落，"他说，"我觉得我有反复发作的抑郁。它们还不至于令我丧失能力，但是它们……"他打住话头，试图找到合适的词，"它们令人不舒服。"

尽管他有种种局限，但是他的目标感给他以鼓励。他说，那是与促使他从医同样的目标感：在某些方面，可以帮助到周围的人。入住果园湾才几个月，他就协助指导健康委员会改善社区的保健服务，组建了一个退休医生杂志阅读俱乐部。他甚至引导一位年轻的老年病学医生完成了她的第一个独立研究——调查居民对"心脏骤停时不做心脏复苏"这一决定的态度。

更重要的是，他对子女和孙子孙女，尤其是妻子贝拉的责任感。失明和记忆力问题使贝拉变得极其依赖他人。如果没有他，那贝拉只好进疗养院。他帮她穿衣服、监督她吃药。他给她做早餐和午餐，带她散步，带她看医生。他说："现在，她就是我的目标。"

贝拉并不总是喜欢他做事的方式。

"我们不断争吵——我们为很多事情吵架，"菲利克斯说，"但是我们也都很容易原谅对方。"

他并不觉得这份责任是一个负担。随着他个人生活的内容变窄，照顾贝拉的能力成了他的自我价值来源。

"我是她个人专职的照料者，"他说，"我乐此不疲。"这个角色强化了他的一种意识：他必须注意自己的能力变化；如果不能诚实地面对自己的局限性，那他对贝拉就没什么用处。

有一天晚上，菲利克斯请我吃晚饭。餐厅很正式，包含预定座席、餐桌服务，要求着正装。我当时穿着白大褂，为了入座，我向餐厅经理借了一件海军蓝的运动夹克。菲利克斯穿着棕色西服和牛津衬衫，而贝拉穿的是他为她挑选的有蓝色花纹的齐膝裙装。他挽着她，把她领到餐桌边。她和蔼可亲，喜欢聊天，眼睛很有神。但是，坐下后，她根本看不到面前的盘子，更不用说看菜单了。菲利克斯为她点了菰米汤、西式蛋饼、土豆泥和菜花泥。他告诉侍应生："不要盐。"因为她患有高血压。他自己要了三文鱼和土豆泥。我点了汤和伦敦烤肉。

菜上桌的时候，菲利克斯按时钟指针的位置，指点贝拉在盘子的哪个位置找到哪种菜。他把叉子递到她手上，然后自己开始吃饭。

两个人都强调细嚼慢咽。她先开始吃起来，吃了一点西式蛋饼。她的眼睛突然湿润了，咳嗽起来。菲利克斯把水杯递到她嘴边。她喝了一口水，努力把蛋饼吞下去。

"年龄大了，脊柱前凸使得头朝前倾，"他告诉我，"所以你直视前方的时候，别人以为你在望天花板。仰望的时候吞咽，偶尔会噎着，这个问题在老年人中很常见。你听。"的确，每分钟都能听见餐厅里有人被食物噎着。菲利克斯转过头对贝拉说："你吃饭的时候得低着头，宝贝儿。"

吃了几口以后，他自己也噎着了，是三文鱼惹的祸。他不停咳嗽，把脸都咳红了，最后终于把那块鱼咳了出来。一分钟以后他才缓过气来。

他说："没有听从我自己的建议。"

无疑，菲利克斯·西尔弗斯通一直在与年龄所导致的衰弱斗争。曾经，人们能够活到87岁就很了不起了。而他了不起的地方在于他所保持的对生活的掌控能力。在他开始当老年病医生的时候，几乎无法想象一个有着他那样的病史的87岁老人能够独立生活、照顾失能的妻子，并继续做研究。

这部分归功于他的运气。例如，他的记忆力没有严重退化。但是，他也把自己的老年生活管理得很好。他的目标很收敛：在医学知识和身体局限允许的范围内，过尽可能体面的生活。所以，他存钱，没有早早退休，因此没有财务困难。他保持社会联系，避免了孤独。他监测自己的骨骼、牙齿和体重的变化。他确保自己有一位具有老年病医疗技术的医生，能够帮助他维持独立生活。

我询问老年病学教授查德·博尔特怎样才能确保激增的老年人口拥有足

够的老年病学医生。"没办法,"他说,"太晚了。"培养老年病学医生需要时间,而我们现在的医生太少了。美国每年有不到 300 名医生完成老年病学的培训,远远不足以代替退休的老年病学医生,更不用说满足未来 10 年的需要了。老年精神医生、护士和社工也同样稀缺,而供应情况也不乐观。除美国之外,其他国家的情况也没什么两样,很多国家的情况甚至更差。

然而,博尔特认为我们来得及采取另一个策略:他指导老年病学医生培训所有的初级护理医生和护士照顾老人,而不是自己提供照顾。但是,连这也是一个艰巨的任务——97% 的医学生不选修老年病学课程,而且这一策略要求国家掏钱让老年病学专家去教导如何照顾病人,而不是自己提供照料。如果政府有这个意愿,博尔特估计 10 年内在每个医学院、护士学校、社工学校和内科培训项目中都有可能设置课程。

"我们得采取措施,"他说,"老年人的生活可以比今天更好。"

***

"知道吗,我还可以开车,"菲利克斯·西尔弗斯通在晚餐后告诉我,"我是个很好的司机。"

他得去一趟几千米外的斯托顿(Stoughton)给贝拉配药。我问他是否可以同行,他同意了。他有一辆开了 10 年的自动挡的金色丰田凯美瑞,里程表显示累计里程近 63 000 千米。整辆车从里到外都很质朴。他把车倒出狭窄的停车位,尖啸着出了停车场。他的手不抖。就这样,在一个新月照耀的夜晚,在坎顿的街头,一位老人开着车。红灯亮起的时候,他把车稳稳地停下来,在应该打灯的时候打灯,转弯的时候不会急刹车。

我承认，我做好了迎接灾难的准备。85 岁以上的老年司机发生致命车祸的风险比十几岁的司机高三倍以上。高龄老人是路上风险系数最高的一类司机。我想到爱丽丝的那次事故，她邻居的院子里还好没有小孩，真是她的幸运。几个月以前，退休销售员乔治·维勒（George Weller）在洛杉矶被控过失杀人罪。他误把油门当刹车，将他的别克车开向了农贸市场的一群购物者，导致 10 人死亡、60 多人受伤。他 86 岁。

但是菲利克斯在驾驶过程中没有表现出任何困难。在某一刻，由于十字路口处道路修建的标志不清楚，几乎直接把我们引向迎面而来的汽车。但菲利克斯迅速纠正了方向，驶入了合适的车道。说不好他还能依靠自己的驾驶能力多长时间。早晚有一天，他将不得不放下他的车钥匙。

但在当时，他并不担心；只要能上路他就高兴。在拐上 138 道后，夜间的车辆很稀疏。凯美瑞的车速刚好超过每小时 45 英里（约 72 千米）的限速一点点。他把车窗摇下来，手肘搁在窗框上。空气清新、凉爽，我们听着轮胎碾轧道路的声音。

他说："多美好的夜晚，不是吗？"

Being Mortal

Medicine

and

What Matters

in the End

03

依赖

我们为老做好准备了吗

高龄老人告诉我，他们最害怕的并不是死亡，而是那之前的种种状况——丧失听力、记忆力，失去最好的朋友和固有的生活方式。正如菲利克斯对我说的："老年是一系列连续不断的丧失。"在小说《每个人》（*Everyman*）中，作家菲利普·罗思（Philip Roth）说得更加苦涩："老年不是一场战斗，而是一场屠杀。"

凭着运气和严格的自我控制（注意饮食、坚持锻炼、控制血压、在需要的时候积极治疗），人们可以在很长一段时间内掌控自己的生活。但是，最终所有的丧失会累积到一个点，到这个点时，我们在身体上或者精神上没有能力独自应付生活的日常要求。由于突然死亡的人减少了，大多数人会有相当长的一段时间由于身体太衰老、太虚弱而无法独立生活。

我们不愿意思考这种可能性，结果，大多数人都没有为之做好准备。很少有人在已经太晚、来不及采取任何措施之前，哪怕稍微想一想，在需要帮助的时候该如何继续生活。

衰老是一系列的丧失

当菲利克斯来到这个十字路口的时候，该穿上矫形鞋的不是他，而是贝拉。我看着她的困难一年一年不断加重，而菲利克斯直到90多岁都极其健康，让人惊奇。他在身体方面没有出现过大危机。他坚持每周的锻炼计划，继续给一些学员讲授老年病学，并在果园湾健康委员会任职。但是贝拉却日益衰弱，她彻底丧失了视力，听力更差了，记忆力也明显受损。一起吃晚饭的时候，我们几次提醒她我坐在她对面。

她和菲利克斯感受到了丧失的悲苦，但是也为他们仍然所拥有的一切感到喜悦。虽然她可能记不住我或其他她不太熟悉的人，但是她喜欢有人做伴，喜欢跟人交谈，并积极寻找这样的机会。而且，她和菲利克斯之间还有他们私密的、几十年从来没有停止过的对话。他从照顾她之中找到了极大的目标感，而她，同样地，从为他而存在中感受到极大的意义。彼此的实际存在给他们以慰藉。他为她穿衣服，协助她吃饭。散步的时候，他们手牵着手。菲利克斯说，那是他们最珍惜的时刻。他感觉他们比过去70多年共同生活的任何时候都更加相知相爱。

然而，某一天发生的一件事揭示了他们的生活已经变得多么脆弱。感冒导致贝拉的耳朵积液，接着，耳鼓膜破裂致使她完全失聪。这下他们之间的联系中断了。本来她就有失明和记忆问题，耳朵失聪后，菲利克斯无法同她进行任何交流。他试着在她的手心写字，但是她理解不了。即便是最简单的事情，例如，给她穿衣服，对她来说都是噩梦般的混乱。没有了感官基础，她分不清白天黑夜，变得非常糊涂，有时候会产生妄想，情绪激动。他无法照顾她了。由于紧张和缺少睡眠，他感到精疲力竭。

他不知道该怎么办，但是，有一套针对这种情形的办法。社区的人们建议把她转到护理技能熟练的疗养区。他讨厌这个想法，并拒绝了。她需要跟他一起待在家里。

　　在强制执行之前，他们有一段缓冲期。经过两个半星期的折磨，贝拉的右耳膜修复了。虽然她的左耳彻底失聪，但是右耳的听力恢复了。

　　"我们的交流更加困难了，"菲利克斯说，"但是至少还可以交流。"

　　我问他，如果右耳听力再次丧失，或者发生类似的灾难，他怎么办。他说不知道。"我害怕一旦我无法照顾她的话情况会怎么样，"他说，"我尽量不想得太远。我不会考虑明年，这想起来太压抑了。我只想下周。"

　　这是全世界的人都要走的路，可以理解。但是它往往会事与愿违。最终，他们担心的危机还是不期而至了。他们一起散步的时候，贝拉突然摔倒了。他不明白怎么回事。他们走得很慢，地面也很平坦，他还挽着她的手臂。但是她跌成了一团，双腿腓骨（从膝盖到踝关节的外侧的细长骨头）立时折断。急诊科医生只好给她的双腿打石膏，石膏一直覆盖到膝盖上方。菲利克斯最害怕的事情发生了——她需要的远远超出了他能给予的。贝拉被迫搬到了疗养区，在那里，她享有 24 小时的护理，有护士照看她。

　　也许你会认为这对菲利克斯和贝拉来说都是解脱，摆脱了身体护理的种种负担，但是情况比这复杂得多。一方面，护理人员非常专业。他们接过长久以来菲利克斯非常辛苦地处理的事情——洗浴、如厕、穿衣服以及一个严重残疾的人的其他各种需要。他们解放了菲利克斯，使他可以自由支配自己的时间，既可以陪着贝拉，也可以一个人待着。但是，尽管护理人员付出了各种努力，菲利克斯和贝拉还是觉得他们的存在令人气恼。有的护士把贝拉当成病人，而不是人。比如，贝拉有她喜欢的梳理头发的方式，但是没人问起，也没人明白。菲利克斯想出了使她容易吞咽的分切食物的最佳办法、她觉得舒服的安置办法、她喜欢的穿衣办法。但是，无论他怎么费力地跟护理人员解释，他们就是不明白要点。有时候，他怒不可遏，干脆放弃，自己动手把他们做过的事情重做一遍，而这会导致冲突和怨恨。

"我们互相妨碍。"菲利克斯说。

他也担心陌生环境会使贝拉更不知所措。几天后，他决定把她带回家。于是，他得想办法安顿她。

他们的公寓和疗养区只隔着一层楼。但是，一切都不一样了，原因很难说清楚。菲利克斯最后还是雇了全天候的护士和助手。石膏可以取掉之前的 6 个星期，他的身体疲惫不堪。但是精神上，他释然了。他和贝拉都觉得对她的生活有了更多的掌控。她住在自己的家里，睡在自己的床上，有他在身边。这一切对他至关重要。因为石膏脱落以后的第四天，也是开始走路之后的第四天，她就辞世了。

三个月后，我见到他时，他仍然处于沮丧的状态。他告诉我："我觉得好像缺失了身体的一部分，自己好像被肢解了。"他的声音沙哑，说话间眼圈红了。然而，令他感到特别欣慰的是：她没有受苦。在生命的最后几个星期，她安宁地住在家里，享受着他们的漫长爱情的温暖，而不是作为一个心智迷失、思维混乱的病人住在疗养区。

离开生活几十年的家

爱丽丝·霍布森也有非常类似的、离开自己家的担忧。家是唯一让她觉得有归属感、可以掌控自己生活的地方。但是，发生受骗事件后，她一个人住显然已经不再安全了。我岳父安排她看了几处老年居住区。吉姆说："她不在意这个过程。"但是，她选择了适应。他决心找一处她喜欢的、能感觉如鱼得水的地方，但是办不到。随着我后来的跟踪观察，我逐渐明白了原因何在，这也同样是我们的整个照顾依赖者、虚弱者的制度成问题的原因。

吉姆想找的地方在距家开车的合理范围内，价格在她卖出房子后也可以承受。他希望那个社区能够提供"持续的护理"——很像菲利克斯和贝拉入住的果园湾，有独立生活区，在某一天她需要时，有能够提供全天候护理的区域。他参观了好几处地方——有近有远，有营利性的也有非营利性的。

爱丽丝最终选择了朗沃德老年公寓（Longwood House）。这是一处供老年人居住的高层建筑群，是一家非营利养老机构，她有一些教会的朋友住在那里，并且从吉姆家开车往返那儿只需 10 分钟。这个社区很活跃、欣欣向荣，爱丽丝和家人觉得这家机构最吸引他们。

吉姆说："其他大多数机构都太商业化了。"

爱丽丝于 1992 年秋天搬去朗沃德。她在独立生活区的那套单间公寓比我预想的宽敞。公寓有一间完整的厨房，足以放下她的餐具，光线充足。在我的岳母娜恩的监督下，房子重新刷了一层漆，她还安排爱丽丝以前用过的室内装饰师布置里面的家具和壁画。

娜恩说："搬家后，看见你的所有东西都在它们原来的位置，厨房抽屉里是自己的餐具，这对你有一定的意义。"

在爱丽丝搬家几周后，我见到了她。她一点都不开心，也完全没有适应。她从来不是一个会抱怨的人，所以，她没有表达任何愤怒、不快或者痛苦，但是她显得前所未有的沉默寡言。大体上，她还是原来的样子，但是，她眼睛里的光芒不见了。

我起初以为那是因为她失去了汽车以及相应的自由。入住朗沃德的时候，她把她的雪佛兰羚羊也开过来了——她是打算继续开车的。但是搬进去的第一天，她准备开车去办事的时候，发现车子不见了。她报警说汽车被偷了。一位警官来到现场，记录了情况，承诺会进行调查。不一会儿，吉姆来了，出于某种预感，他决定去隔壁的巨木商店停车场看看。车子果然在那儿。她糊涂了，在无意识的情况下，把车停那儿了。她感到很羞愧，从此不再开车。一天之内，她同时失去了汽车和家。

但是，她的失落和闷闷不乐似乎还有更深层的原因。她有厨房，但是她不再做饭。她和大家一起在朗沃德的餐厅吃饭，但是吃得很少，人也消瘦了。她好像不喜欢周围的人。她避开有组织的集体活动，即便是那些她可能会喜欢的活动——缝纫小组（跟她以前在教会中参加的一样）、读书小组、健身班或者参观肯尼迪中心。如果不喜欢社区组织的活动，社区也提供机会让他们自己组织活动。但是她坚持一个人待着。我们认为她精神抑郁，吉姆和娜恩带她去看医生。医生给她开了些药，但没有效果。从她曾经在格林城堡街的家到朗沃德老年公寓有 11 千米的车程，在这段路程的某个地方，她的生活发生了她不喜欢，却又无能为力的根本变化。

"关"在救济院的"犯人们"

曾经，如果一个人住在朗沃德这么舒服的地方还觉得不开心，人们会觉得可笑。1913 年，哥伦比亚大学研究生梅布尔·纳索（Mabel Nassau）对格林尼治村 100 位老人（65 位女性，35 位男性）的生活状况进行了研究。当时还没有退休金和社会保险，大家都很穷。其中只有 27 个人能够养活自己——靠存款过日子，或者接收房客，做些卖报纸、打扫清洁、修补雨伞之类的杂活。大多数人因患重病或太衰弱，无力干活。

例如，纳索称为 C 夫人的女士是一位 62 岁的寡妇，她做家佣挣的钱刚够她在合租屋租住一间小小的、带煤油炉的里间。然而，最近她因病不能工作——静脉曲张引起严重的腿部肿胀，她卧床不起。S 小姐"病得很重"，而她 72 岁、患糖尿病的哥哥在那个还没有发明胰岛素疗法的时代，很快瘫了。糖尿病最终令他命丧黄泉，从而让他解脱了。67 岁的 M 先生，曾经是爱尔兰的码头工人，因中风瘫痪而失能。大量的人仅仅是"虚弱"——纳索的意思似乎是说他们都太老了，没有办法照料自己。

除非家人能够收容这样的人，否则，他们只得去通常所谓的救济院（poorhouse）或者济贫院（almshouse）。这类机构几百年前在欧洲和美国就有了。如果年事已高、需要帮助，但是又没有子女或者独立的财富可资依靠，那么，救济院就是唯一的庇护所。救济院是冷酷、可憎、地狱般的地方——这是当时的人的用词。这里住着各种类型的穷人——老乞丐、背运的移民、年轻的酒鬼、精神病人，其功能是令这些"犯人"改正他们被假定的酗酒放纵行为以及道德败坏。监管人员在布置工作的时候对老年乞丐一般比较宽大，但是，他们仍然像其他人一样被视为犯人。这些地方通常又脏又破。在这里，丈夫和妻子被分开，缺乏基本的身体保健。

伊利诺伊州慈善机构委员会 1912 年的一份报告这样描述一个县的救济院："给老鼠住都嫌不够体面。"男男女女住在这些仅仅 12 平方米、爬满臭虫的屋子里，根本没有考虑过根据年龄或者需要把他们进行分类。"这里老鼠泛滥成灾……食物上密布着苍蝇……没有浴缸。"1909 年，弗吉尼亚的一个报告说老年人死于无人照顾、营养不良，或因不受控制的感染而染上肺结核；提供给残疾人护理的资金总是不够。报告提到一个例子：看守眼见他看管的一位妇女可能会走失，又没人照顾她，于是，在她身上拴了一条重 12.5 千克的锁链。

再没有什么比这样的机构更让老年人恐惧的了。尽管如此，在 20 世纪二三十年代（当时爱丽丝和里奇·霍布森都还年轻），2/3 的救济院居民是老年人。镀金时代的繁荣让社会对这类情况感到尴尬，其后的大萧条引发了全美范围的抗议行动。中产阶级老人工作、攒钱一辈子，到头来发现他们的存款被洗劫一空。1935 年，美国《社会保障法案》获得通过，自此美国和欧洲一样，创立了全国性的养老金制度。突然之间，一个寡妇的未来有了保障，过去仅仅属于富人的退休成了大众现象。

终于，救济院在工业化国家成为回忆，但是，在其他地方仍然存在。在发展中国家，救济院普遍存在，因为经济发展摧毁了大家庭，却并没有产出足够的财富使老年人免于贫困和被忽视。我在印度注意到，官方往往不承认存在这样的救济院，但是，最近一次去新德里，我不经意间就发现了几所，它们同狄更斯小说里（或者那几个州报告里）描述的一模一样。

韦氏拉姆·乌立德赫修行院是一所老年之家，位于新德里南部边缘的贫民窟，由慈善机构运营。这里，污水在街上肆意流淌，瘦弱的狗在垃圾堆里觅食。老年之家由仓库改造而成——一间巨大的屋子里，几十个残障老人躺在简易小床的床垫上，床和床垫互相抵得紧紧的，像是巨大的邮票一样。经理巴加特四十来岁，脸部轮廓分明，显出很专业的样子。他的手机每两分钟就有电话进来。他说 8 年前他开办了这所依靠捐款运行的老人院。只要有一张空床，他就从来不曾拒绝接纳任何人。大约一半的居民由于不能支付账单而被养老院和医院扔到这里。另一半是志愿者和警察在街上发现的，都是些有病的穷人。

我到访的时候，这里住着 100 多人，最年轻的 60 岁，最老的已经 100 多岁了。一楼的人只有"中等的"需要。在这里，我遇见一位锡克族的男士，他笨拙地在地上爬行，像一只步履缓慢的青蛙，双手双脚交替前进。

他说他曾经在新德里一个繁华的地段拥有自己的家电商店。他的女儿是会计，儿子是软件工程师。两年前他的身体出了状况——胸痛，从他的描述看，他曾连续中风。他因瘫痪在医院住了两个半月。随着账单的上涨，家人不再看望他。最终，医院把他扔到了这里。巴加特通过警察给他的家人带话，说他想回家，而电话那头说不认识他。

爬上狭窄的楼梯就来到二楼，这里住着阿尔茨海默病患者及其他类型的严重失能病人。一位老者靠墙站着，声嘶力竭、左声左调地在唱歌。他旁边，一位有着白色的白内障眼珠的妇人轻声地自言自语。几位工作人员穿梭在病床间照顾病人，给他们喂吃的，尽最大努力保持病人的清洁。环境很嘈杂，有一股浓浓的尿骚味。我试图通过翻译和几位病人交谈，但是他们都太糊涂了，没办法回答问题。附近一位躺在床垫上的聋盲妇女一遍又一遍地反复吼叫着几个词。我问翻译她在说什么。翻译摇摇头——那些词没有意义，然后就冲下了楼梯——她实在是受不了了。这是我见过的最接近地狱的景象。

"这些人处于生命旅程的最后阶段，"巴加特望着那堆身体，"但是，我无法提供他们真正需要的那些设施。"

在爱丽丝的生命历程中，工业化世界的老年人得以脱离这种命运的威胁。经济繁荣使得即便穷人也能够指望入住提供一日三餐、专业健康服务、理疗和宾戈游戏的疗养院，它们使几百万人的衰弱和老年之苦得以缓解。适当的照顾和安全成为范式，其程度是救济院的"犯人"无法想象的。然而，大多数人仍然觉得，作为度过生命最后一程的地方，老人院是恐怖的、孤寂的、可憎的。我们需要、我们想要的更多。

应运而生的疗养院

朗沃德似乎具备所有的要素。设施是最新的，拥有最高的安全和护理评级。爱丽丝所在的区域能保证她在更安全、更可控的条件下，享有过去家里的舒适。这里的安排让她的子女和大家庭感觉极其安心。但是爱丽丝的感觉并不是这样的，她从来没有适应也没有接受那里的生活。无论那里的员工或者家里人为她做什么，她只是觉得越来越痛苦。

我就这种情形同她交谈，她也说不清楚是什么使得她不快乐。她的抱怨跟我经常听到的疗养院病人的抱怨一样："那不是家。"对爱丽丝来说，朗沃德只是家的一个摹本。对一个人而言，有一个觉得是自己家的地方，其重要性就像水之于鱼一样。

几年前，我读到哈里·杜鲁门（Harry Truman）的故事。1980年3月，当附近火山已经开始冒水汽、隆隆作响时，这位83岁的老人却仍然拒绝撤离他在华盛顿奥林匹亚市附近圣海伦山脚的家。他是第一次世界大战时期的飞行员、禁酒时期的私酒制造者，已经在灵湖的这所房子里住了半个多世纪了。5年前，他成了鳏夫。所以，当时，在山脚这处300多亩的地盘上，只住着他和他的16只猫。三年前，他在屋顶铲雪的时候掉下来，摔断了腿。医生说他是个"该死的傻瓜"，在这样的年龄还爬到房顶去做事。

"该死！"他给医生骂回去，"我都80岁了！我有权做决定，有权做我想做的事。"

由于受到火山喷发的威胁，官方要求附近居民全部撤离，但是杜鲁门哪儿都不去。火山闷烧了两个多月，官方把撤离区域扩大到火山周围16千米。杜鲁门固执地不肯离开。他不相信科学家，因为他们的报告不明确，有时候还互相冲突。他担心自己的房子像他在灵湖的另一座房子那样被洗劫、毁坏。无论如何，这所房子是他的命根。

"如果这个地方要毁灭，那我想跟它同归于尽，"他说，"反正如果失去它，我也会在一周之内结果我自己。"他直率、不和悦的讲话方式吸引了记者。他说起话来滔滔不绝，头戴一顶绿色的约翰·迪尔棒球帽，手拿一大高脚杯波旁威士忌和可乐。当地警察考虑为了他好而逮捕他，但是，由于他的年龄以及他们必须得承受的负面新闻，只好作罢。他们提出但凡有机会就带他离开，但他坚决予以拒绝。他告诉一位朋友："如果我明天死去，我也已经度过了愉快的一生。我能做的事都做了，想做的事都做了。"

1980年5月18日早上8点40分，火山终于爆发了，其威力相当于一颗原子弹。巨量的岩浆流吞没了整个湖，埋葬了杜鲁门、他的猫和他的家。事后，他成了偶像——一个老头留在自己家里碰运气，在这种可能性似乎已经消失的年代，他按照自己的方式生活。附近的人们在屹立未倒的城市入口处为他立了纪念碑，还拍了一部由阿特·卡尼（Art Carney）主演的电视剧。

爱丽丝没有面临火山爆发，但是感觉上也差不多。放弃她在格林城堡街的家意味着放弃她过去几十年为自己营造的生活。使得朗沃德比她的家安全、可把握的那些东西，恰恰是她难以忍受的。她的公寓可能被称为"独立生活区"，但是，强制性的结构和监管比她过去需要应付的多出了很多。助理们观察她的饮食，护士们监控她的健康。他们发现她步履越来越不稳当，让她使用助步车。这对爱丽丝的子女是安慰，但是她不想被人管着或者控制着。她的生活规则在随着时间的推移而不断增加。当工作人员担心她有几种药没有吃的时候，他们便通知她把药交给护士保管，每天两次到护士站，在他们的直接监管下吃药，否则就必须从独立生活区搬到疗养区。吉姆和娜恩雇了一位名叫玛丽的兼职助理来帮助爱丽丝遵从要求，陪伴她，延缓她不得不搬迁的时日。她喜欢玛丽，但是让玛丽一次待几个小时，经常没事可做，只不过使情形更加压抑。

爱丽丝肯定觉得自己好像进入了异国他乡，并且还永远不许离开。虽然"边境警卫"足够友善，并允诺她有一个好地方生活，给予她良好的照顾，但她并不想要任何人照顾她，她只想过自己的生活。而那些"边境警卫"拿走了她的钥匙和护照。随着家的失去，她失去了控制权。

***

高龄老人要么被火山埋葬，要么完全放弃对生活的控制，我们该怎么在这样的世界生活？想要了解过去发生了什么，必须追溯救济院是怎样被今天这些养老的地方代替的——结果发现，这是一个医学故事。老人院的发展不是为了让衰老的老人比在那些惨淡的地方过得更好。我们不是看了看情况后对自己说："有一个生命阶段，人们无法全凭自己对付，我们应该想办法使之可以应对。"不，相反，我们说："看来这是一个医学问题，我们应该把这些人放进医院，也许医生有办法。"现代疗养院多多少少就是这样偶然发展起来的。

20世纪中期，医学领域发生着迅速的历史性转变。在此之前，有人患上重病的时候，往往是医生去到病人的床前为之诊病。医院的主要功能是看护病人。1937年，伟大的医生兼作家刘易斯·托马斯（Lewis Thomas）在波士顿城市医院实习。他这样描写他的观感："如果说住院有所不同，那主要是热情、庇护、食物、专心而友善的护理，以及护士在提供这些东西的时候所表现出来的无与伦比的技术。病人是否捡回一条命全靠疾病本身的自然进程。医疗的作用很小，或者根本没有作用。"

第二次世界大战以后，情况发生了巨大的变化。磺胺、青霉素以及各种抗生素被用来对付感染，控制血压和治疗激素失调的药物得以发现，心脏手术、人工呼吸机、肾移植等各种突破变得司空见惯。医生成了英雄，医院从疾病和意气消沉的象征一跃成为希望和痊愈的福地。

社区建立医院的速度不够快。1946 年，美国国会通过了《希尔－伯顿法案》（ Hill-Burton Act ），为医院建设提供巨额政府基金。20 年后，这个法案已经在全美资助修建了 9 000 多所新医院。有史以来第一次，大多数人的住家附近就有医院。工业化国家的情况大抵如此。

这个转变的重要性怎么说都不过分。人类生存史上的大部分时候，从根本上来说，人只能凭自己的力量承受身体的痛苦。人们依靠自然、机遇及家庭和宗教。医药是可以尝试的另一个工具，跟治疗仪式、家庭疗法并无差别，也并非更有效。但是，随着医学变得更有力量，医院的产生带来不同的观念。你可以去一个地方，说："把我治好。"你办好入院手续，把生命的每一个部分都交给医生和护士：你穿什么、吃什么、什么东西什么时候进入身体的不同部位。这个过程并不总是令人愉快，但是，对于迅速扩大的问题范围，它产生了前所未有的效果。医院学会了如何消除感染、如何切除肿瘤、如何修复断骨。他们可以治好疝气、心脏瓣膜闭合不全、胃溃疡大出血。在身体出问题或人老了的时候，医院成了人们的正常去处。

同时，政策制定者假想退休金制度的确立会终结救济院的存在，但是问题并未消失。在美国，1935 年《社会保障法案》通过以后数年内，救济院的老人数量仍然居高不下。各州采取行动关闭救济院，但是发现关闭不了。原来，老年人寄身救济院并不只是因为他们住不起房子，而是因为他们由于衰老、患病、体弱、高龄或者卧病在床，再也没有能力照顾自己，却又求助无门。退休金使得老年人在退休以后能尽可能长期地独立生活。但是，退休金并没有为有限生命最后的衰弱阶段作出安排。

随着医院大量涌现，成为比较吸引衰弱人士入住的地方，救济院才最终腾空。20世纪50年代，救济院一个接一个地关闭，收容那些老年"乞丐"的责任由福利部门接管，病人和残疾人被送进医院。但是医院并不能解决慢性病和老龄所致的衰弱问题，于是里面很快住满了无处可去的人们。医院游说政府帮忙。1954年，法律制定者拨款给医院，为需要漫长"康复期"的病人修建单独的看护病房，这就是现代疗养院的雏形。疗养院的创办从来不是为了帮助人们面对高龄的依赖问题，而是为了给医院腾床位。

长期以来，这已经成为现代社会处理老年问题的模式。以美国为例，政府设计制度的目的几乎总是为了解决其他问题。正如一位学者所说，从老年人的角度描述疗养院的历史，"就跟从驴子的角度描述美国的西部开发一样；它们当然参与了这个过程，那些划时代的事件对驴子当然至关重要，但是，当时几乎没有人给予它们任何关心"。

美国疗养院发展的另一个重要刺激因素也同样属于无心插柳之举。1965年，美国针对老年人和残疾人的健康保险制度——联邦医疗保险通过的时候，法律明确规定，只有入住满足基本健康和安全标准的机构，联邦医疗保险才给报销。大量的医院，尤其是南方的医院，达不到标准。政策制定者担心联邦医疗保险卡被当地医院拒收，从而引发病人的强烈反对，于是，健康保险局发明了"实质符合"这个概念——如果医院"接近于"满足标准，并打算改进，那么就可以获得批准。这个类别完全是一种类似伪造的新发明，根本没有法律基础，虽然它解决了一个问题，而且没有什么大的危害——几乎所有医院确实都改进了，但是，健康保险局的规定给疗养院开了一个口子，使得绝大多数条件甚至都没有满足联邦最低标准（例如现场必须配备一位护士、消防到位）。成千上万的疗养院声称"实质符合"，获得许可。疗养院的数量暴增，到1970年的时候，已经开办了13 000家，与此同时，疏忽和虐待的报告也在激增。那一年，与我老家毗邻的俄亥俄州的玛丽埃塔县，疗养院失火，人们逃生无望，32 位居民葬身火海。巴尔的摩的一家疗养院发生沙门氏菌疫情，夺去了 36 条生命。

随着时间的推移，规定收紧了，健康和安全问题终于摆上桌面，疗养院再也不是易失火的建筑物。但是核心问题仍然存在——我们一半的人都会在此度过一年以上生命的地方从来就不是真正为我们修建的。

老了但对生活的要求不能仅仅是安全

1993 年年末的一个上午，爱丽丝跌倒了。当时，她一个人在屋子里，好多个小时都没人发现。娜恩打电话给她，没人接听，娜恩觉得疑惑，就让吉姆去打探情况，这才发现她倒在客厅沙发边上，几乎已经不省人事。送到医院后，医生给她静脉输液，又做了一系列的检查并照了 X 线片。没有发现骨折，头部也没有受伤，情况看起来还好。但是除了一般的衰弱以外，他们也没法解释她为什么会摔倒。

回到朗沃德以后，院方敦请她搬到配备了技术娴熟的护理人员的疗养区。她强烈反对这个提议，不愿意搬过去。工作人员动了恻隐之心，他们妥协了，只是更加频繁地探视她，玛丽也增加了照顾她的时间。但是没过多久，吉姆接到电话，爱丽丝又摔倒了。他们说这次摔得很严重，是救护车把她送到了医院。等他赶到的时候，她已经被推进了手术室。X 线片显示她股骨骨折——她的大腿骨顶端像玻璃杆一样，"啪"的一下折断了。骨科医生用了几颗长钉修复了骨折。

这一次，她坐着轮椅回到了朗沃德，几乎所有的日常行动，如厕、洗浴、穿衣服，都需要人帮忙。爱丽丝别无选择，只好搬到拥有熟练护理人员的疗养区。他们告诉她，希望通过理疗，她能够重新学会走路并回到她的屋子。但是她再也没有恢复行走能力。从那以后，她只能坐轮椅，受制于刻板的疗养生活。

她丧失了所有的隐私和控制力。大多数时候她穿着病号服。他们叫醒她她就起床，安排她洗澡她就洗澡，让她穿衣服她就穿衣服，叫她吃饭她就吃饭。她和院方安排的人住在一起。她有过好几个同屋，但是她们入住的时候院方都没有征求过她的意见。这些人都有认知障碍，有的很安静，也有的很闹腾，有一个人甚至吵得她整晚睡不着觉。她觉得自己像个犯人，仅仅因为老了就被投进了监狱。

50 多年前，社会学家欧文·戈夫曼（Erving Goffman）在他的著作《收容所》（*Asylums*）里写到了监狱和疗养院之间的相同之处。疗养院和军事训练营、孤儿院及精神病院一样，是"纯粹的机构"——在很大程度上是跟社会隔绝的地方。他写道："现代社会的基本运转原则是这样的：个人在不同的地方睡觉、玩乐、工作，有不同的同伴，接受不同权威的领导，没有一个总体的理性计划。"而纯粹的机构则打破了区隔生活领域的屏障，他逐一列举了具体的方式：

> 首先，生活的各个方面都是在同一个地方、在同一个中心权威领导之下进行的；其次，成员日常活动的各个方面都是和一大群人一起完成的；再次，日常活动的各个方面都是紧密安排的，一个活动紧接着另一个预先已经安排好的活动，活动的整个流程是由一套明确的正式规定和一群长官自上而下强行实施的；最后，各种强加的活动被整合为一套计划，据称是为了实现机构的官方目标。

在疗养院里，机构的官方目标是护理，但是形成的护理观念同爱丽丝

理解的生活之间没有任何有意义的相似性。她并不是唯一一个有这种感觉的
人。我曾经碰见一位 89 岁的老妇人，她根据自己的意志，入住了波士顿的
一所疗养院。通常是子女推动改变，但是在这个例子中，她是推动改变的
人。她患有充血性心力衰竭和致残性关节炎，在跌倒了几次之后，她觉得自
己没有选择，只好离开她在佛罗里达德尔雷海滩的分契式公寓。她说："我
一周内跌了两跤，于是我告诉女儿，我不再属于我的家了。"

她为自己挑选了疗养院。这所疗养院评定等级很高，员工很优秀，距
她女儿家也不远。她在我认识她之前一个月刚刚搬进去。她说她很高兴来到
一个安全的地方——如果说疗养院的开办有什么体面的目的，那就要数安全
了。但是她痛苦不堪。

麻烦在于她对生活的要求不仅仅是安全。"我知道我没法做以前那些事
了，"她说，"但是，这里感觉像个医院，而不像家。"

这是近乎普遍的现实。疗养院优先考虑的是避免褥疮和保持体重——
这的确是重要的医学目标，但是它们是手段，不是目的。老妇人离开自己的
舒适的公寓，入住一间小小的浅褐色的病房似的房间，跟一个陌生人同屋。
她的物品精简到可以装进分配给她的柜子和架子。日常的基本事项，比方说
什么时候就寝、起床、穿衣服、吃饭，都由机构严格规定。她不能拥有自己
的家具，也不能在晚饭前喝鸡尾酒——因为这不安全。

她觉得生活中还有很多她可以做的事情。她说："我想帮忙，我希望发
挥点儿作用。"她曾经自己动手做首饰，在图书馆当过志愿者。现在，她的
主要活动是玩宾戈游戏、看 DVD 以及其他各种被动的集体活动。她同我聊
起她最想念的朋友、一些隐私以及活着的目标。以曾经被疏忽的易失火的仓
库为始，疗养院走过了漫长的历程。但是，我们似乎屈从于这样一个信念：

一旦失去身体的独立性，有价值的生活和自由就根本不可能了。

然而，老年人却并未屈从，许多老年人奋起反抗。在每个疗养院和辅助生活机构，围绕人应该据以生活的优先考量和价值观，都在发生着战斗。有些人，像爱丽丝一样，主要通过不合作表示反抗——拒绝规定的活动或拒绝吃药。他们是所谓的"顽固分子"，人们喜欢用这个词来形容老年人。在疗养院之外，我们经常用这个词表达一定程度的赞赏。我们喜欢生活中的哈里·杜鲁门以顽固、坏脾气的方式表达自己。但是，当我们说一个人是"顽固分子"的时候，我们在内心里却不是那么赞赏。疗养院员工也赞赏那些"战士"、那些表现出"尊严和自尊"的居民——直到这些特性干扰了员工为他们设定的优先考量。此时，他们就成了"顽固分子"。

只要同员工稍事交谈，你就会听他们说起日常的遭遇战。有位女士"每5分钟"就要求帮她上厕所。于是他们给她安排了一个固定的计划，根据轮班情况，隔几个小时就带她上厕所。但是她并不遵守计划，而是去完厕所10分钟后就尿在床上。所以，他们现在给她垫尿布。另外一个居民拒绝使用助步车，未经允许独自外出散步。还有一个老人偷偷抽烟、喝酒。

食物根本就是一场百年战争。一位患帕金森病的妇女违背了浓汤样的饮食要求，偷食了另一位居民的食物——这可能导致她哽噎。一位患阿尔茨海默病的老爷爷违反院里的规定，在房间里偷藏零食。一位糖尿病患者在偷偷地吃含糖饼干时被发现，他的血糖水平又超标了。谁能想到在某种情境下，吃个饼干就能构成反抗呢？

在一些恐怖的地方，争夺控制权的战斗会升级，直到老人被捆起来，或者锁在医用躺椅上，或者通过精神药物对其实施化学抑制。在比较好的地方，工作人员会开个玩笑，爱怜地摇摆手指，把你藏的巧克力饼干拿走。但是，几乎没有一所疗养院的工作人员会跟你一起坐下来，努力理解在这种情况下生活对你到底意味着什么，更不用说帮你建立一个家，一个使得真正的生活变得可能的地方。

那些面临人类生命周期的最后阶段，但是对之不予思考的社会，最后将要面对的就是这种后果。最终人们会入住为满足各种社会目标（从腾出医院的床位，到解除家人的负担，到应对老年人的贫困问题）而设立的机构。这些目标从来不是对居住其中的人们要紧的目标：**在我们衰老脆弱、不再有能力保护自己的时候，如何使生活存在价值。**

***

有一天，在吉姆探望爱丽丝的时候，她同他悄声耳语。那是1994年冬天，当时距她股骨骨折、入住疗养区几个星期，距她入住朗沃德刚好两年。他把她从房间推到院子里散步。他们发现大厅有一个舒服的地方，就停下来坐会儿。他们母子两个都沉默寡言，满足于静静地坐着，看人来人往。突然，她靠近他，只轻声说了一句话。

"我准备好了。"她说。

他望着她，她望着他。他明白她的意思，她已经准备走了。

吉姆说："好的，妈。"

他感觉到一阵难过，不知道该怎么办。但是不久之后，他们一起填写了疗养院记录上的复苏要求。如果她心跳或者呼吸终止，他们不会尝试把她从死亡线上抢救回来。他们不会做胸外按压，或者电击，或者从喉咙插入呼吸管。他们会让她走。

几个月过去了。她等待着、忍耐着。4月的一个晚上，她腹部疼痛。她简单地告诉了护士，然后决定什么都不再说。后来，她咯血。她没有惊动任何人，没有按呼叫铃，也没跟她的同屋打招呼；她只是静静地躺在床上。第二天早晨，助手来到她的楼层叫醒居民时，发现她已经过世了。

Being Mortal

Medicine

and

What Matters

in the End

04

帮助

适应从家到老人院生活的转变

你以为人们会造反，会放一把火把疗养院夷为平地。但我们并没这么做，因为**我们想象不出，在我们衰老、脆弱、没人帮助就无法生活的情况下，还可能有什么更好的选择**。我们想不出更好的方案。

大体上，家庭一直是另一种主要的选择。避免入住疗养院的机会直接与养育的子女数量相关联。根据已经做过的数量极少的研究，拥有至少一个女儿对于父母能够获得的帮助至关重要。但是，寿命的延长正好遇到家庭对于双薪的依赖增强，结果对于所有各方都很痛苦，很不愉快。

什么时候可以考虑去老人院看一看

88岁的时候，卢·桑德斯和他的女儿谢莉面临着关于未来的艰难决策。在此之前，他还应付得不错。除了一些适度的欢乐以及家人、朋友的陪伴，他对生活从来没有太高的要求。作为乌克兰犹太移民的儿子，他在波士顿的工人阶级街区多彻斯特长大。第二次世界大战期间，他在南太平洋地区的空军服役，回国后，在波士顿之外的工业城市劳伦斯结婚安家。他和妻子露丝育有一子一女，并和一个堂兄弟进入了家用电器行业。卢在一个很好的地段买了一所有三间卧室的房子，并送子女上了大学。卢和露丝的生活中也遭遇了很多困难。他们的儿子在毒品、酒精及金钱方面有严重问题，而且还患有躁郁症，并在 40 多岁的时候自杀了。连锁店出现以后，兴盛了多年的电器行业不景气了。50 岁的时候，卢发现自己必须从头开始。然而，尽管年龄不小、缺乏经验、没有大学教育背景，他还是在雷神公司获得了一份电子工程师的新职位，并在那里一直工作到退休。他 67 岁退休——为了得到雷神额外的 3% 退休金，他多工作了两年。

与此同时，露丝出现了健康问题。她吸了一辈子烟，患上了肺癌，肺癌控制下来以后，又继续抽烟（卢对此无法理解）。卢退休三年后，她有一次中风发作，再也没能完全康复。她越来越依赖他——交通、购物、持家，不一而足。后来，她臂下长了一个包块，活检证实是癌细胞转移了。她于 1994 年 10 月过世，时年 73 岁。卢在 76 岁的时候，成了鳏夫。

女儿谢莉不放心他，她无法想象他失去露丝后怎么过活。然而，在露丝患病、逐渐衰弱的过程中，照顾她迫使卢学会了照料自己。虽然他很悲伤，但是，他渐渐觉得自己适应了一个人过。在其后的 10 年间，他过着欢乐、满意的生活。他的日常生活很简单：早晨早早起床，吃早餐，看报纸，步行去超市采购当天的菜，然后回家做午饭；下午稍晚点儿，他会去镇上的图书馆。图书馆不大，但很安静，光线也很充足，他会在这里待几个小时，阅读他喜欢的杂志、报纸或者沉溺于惊悚小说。回家后，他会阅读一本借阅的图书、看一部电影或者听听音乐。每周有几个晚上，他会同楼里的邻居一起玩几场克里比奇（cribbage）纸牌。

"我父亲交了几个真正有趣的朋友，"谢莉说，"他和谁都能成为朋友。"

卢的一个新朋友是他经常造访的、镇里一家音像店的伊朗籍店员。这位名叫鲍勃的店员 20 多岁。鲍勃为卢在柜台旁边安排了一张吧椅，他们两个人，伊朗小伙子和犹太老头子，可以闲聊几个小时。他们成了非常好的朋友，两个人甚至一起去拉斯维加斯旅游了一趟。卢喜欢去赌场，他和各式各样的朋友一起去赌博。

然而，2003年，在卢85岁的时候，他心脏病发作。他运气不错，救护车急速把他送到了医院，医生及时切开了他梗阻的冠状动脉。在心脏康复中心住了几周后，他看起来好像什么事都没发生过一样。可是，三年后，他跌了第一跤——跌跤是无法阻止的麻烦的前奏。谢莉发现他的手开始颤抖，神经科医生诊断他患了帕金森病。虽然药物控制了症状，但是他的记忆力还是出现了问题。谢莉注意到，他讲述一个比较长的故事时，讲着讲着就会迷失故事的线索。有时候，对于自己刚刚讲过的内容，他会感到困惑。大多数时候，他还不错，对于一个88岁的人来说，他甚至称得上是一个奇迹——他仍然开车，仍然能打败所有的克里比奇牌友，仍然自己料理家务、管理财务。但是，他又跌了一跤，这让他有些怕了。他突然感觉到了一直在积聚的变化的重压。他告诉谢莉，他担心自己有一天会摔倒，碰着头，进而一命呜呼。他说他怕的不是死亡，而是一个人死去的可能性。

她问他要不要考虑看看老人院。他没有丝毫兴趣，他看过住在那类地方的朋友。

"那些地方住满了老人。"他说。那不是他向往的生活方式，他要求谢莉保证永远不送他去那种地方。

但是，他已经不能一个人生活了。唯一的办法是搬去她家，和她及她的家人同住。谢莉正是这样安排的。

我询问她和她丈夫汤姆对这件事情的看法。他们两个人都说这样安排是对的。谢莉说："让他一个人住，我会感到不舒服。"汤姆也这么认为。卢曾经心脏病发作，并且就快满 90 岁了。他们现在起码还能选择和他一起住。他们承认他们想过一个问题：还能陪他多久呢？

＊＊＊

汤姆和谢莉住在波士顿郊区北瑞丁一所朴素的房子里，生活得比较舒服，但也从未完全放松过。谢莉是一个私人助理。汤姆在遭到临时解雇后，失业了一年半。现在他在一家旅行社工作，工资没有过去高。他们有两个十来岁的孩子，家里并没有卢的空间。谢莉和汤姆把客厅改为卧室，摆上一张床、一张逍遥椅和卢的大衣橱，以及一台平板电视。卢的其余家具或者卖掉了，或者放进了储藏室。

共同居住要求互相适应。很快，每个人都发现了几代人更喜欢分开居住的各种理由。父母和子女的角色发生了改变，而卢不乐意自己不再是家里的主人。而且他发现，自己比预想的更加孤独。住在这所郊区的死胡同房子里，他一天当中很长的时间无人陪伴，附近又无处可去——没有图书馆、音像店或者超市。

谢莉试图让他参与一项为老年人举办的日间项目，带他参加他们的一次早餐会。他一点儿都不喜欢。谢莉又打听到他们有时候会去快活林——一个距波士顿两小时车程的赌场。卢不喜欢那个地方，但还是答应去。谢莉非常兴奋，希望他能交到朋友。

谢莉告诉我："我感觉好像是把自己的孩子放到公共汽车上。"——也许这正是卢不喜欢的原因。"记得我说：'嗨，大家好！这是卢。这是他第一次参加这个活动，所以我希望大家都能和他做朋友。'"他回来的时候，谢莉问他有没有交到朋友。他说，没有，他就一个人赌。

然而，渐渐地，他找到了适应的方式。谢莉和汤姆有一条沙皮狗，卢和狗成了贴心朋友。晚上，它和他一起在床上睡觉；他读书或者看电视的时候，它和他坐在一起；他带它一起散步；如果它坐了他的摇椅，他就去厨房另外搬一把椅子，而不肯打扰它。

他也找到了人类朋友。他每天都跟邮递员打招呼，两个人成了朋友。邮递员玩克里比奇牌，每个星期一午饭时间，都会过来和他玩一场。谢莉还雇了一位叫戴夫的年轻人来和卢做伴。这是那种总是注定会失败的预设的玩耍约会，但是，谁会想到，他们俩却一拍即合。卢也和戴夫一起玩克里比奇牌，戴夫一周过来几次和他做伴。

卢安顿了下来，并以为这就是他度过余生的方式。但是在他设法适应的同时，谢莉却发现情况变得越来越无法继续。她要上班、持家，担心她的孩子们——他们正在上高中，也面临各种问题。与此同时，她还得照顾她极其脆弱、依赖性极强的亲爱的父亲。这是一个巨大的负担。例如，他总是会跌倒。他会在自己的房间，或者卫生间，或者从厨房餐桌边站起来时，突然像一棵树一样倒下。一年之内，他有 4 次由救护车送去急诊室。医生认为治疗帕金森病的药物是元凶，于是不让他再吃这些药。但这导致他的颤抖恶化，使他的脚更不稳。最后，他被诊断为体位性低血压——一种老年状况，患者在改变体位，如坐下起立的时候，身体失去了为脑部运行提供充足血压的能力。医生唯一能做的就是告诉谢莉更加细心地照顾他。

夜间，她发现卢有夜惊症。他会梦见打仗。他从来没有参与过肉搏战，但是，在梦里，敌人持剑攻击他，刺伤他，或者砍掉他的胳膊。梦中的情形活灵活现，令他惊恐万状。他的身体剧烈扭动，他会大声叫喊，拍击身边的墙壁。整个房子都回荡着他的尖叫："不不不！""你什么意思！"

谢莉说："以前他从来没有提起过战争的事。"许多个夜晚，他搞得家里人无法入睡。

谢莉承担的责任有增无减。90 岁的时候，卢已经失去了洗澡所需要的平衡和灵巧。谢莉听从一个老年服务项目的建议，在浴室安装了扶手杆、与坐高一致的坐便器以及浴椅。但是，这些还是不够，于是，她请了一位家庭健康助手帮助他洗浴及处理其他事务。但是，助手白天上班，而卢不喜欢在大白天洗澡。他喜欢在晚间洗澡，这就需要谢莉帮忙。所以，每天帮他洗澡也是她的一项工作。

他弄湿了衣服后，给他换衣服也是一样。他的前列腺有问题，虽然泌尿科医生给他开了药，但他还是会漏尿，来不及上厕所。谢莉劝他穿保护性的一次性内裤，但是他不肯，他说"那是尿布"。

负担有大有小。他不喜欢谢莉为家里其他人做的饭菜。他从不抱怨，但他就是不吃，于是谢莉只得另外给他做饭。他耳朵不好，于是他把房间的电视音量开到令人头脑发涨的程度。他们会关上他房间的门，但是他不乐意——狗没法进出。谢莉简直恨不得掐死他。最后，她发现了一种无线耳塞。卢极其讨厌耳塞，但是她强迫他使用。"那是救命稻草。"谢莉说。我不确定她指的是救她的命还是救卢的命。

在如今医学化的时代，照顾一位衰弱的老人在技术和看护两方面都有极高的要求。卢吃的几种药需要进行跟踪、分类、补充。他得看几位专家（有时候，几乎是每周都看），他们永远在安排实验室检查、影像研究以及看其他专家。他配备了一套跌跤的电子报警装置，每月都要测试一次。而谢莉几乎得不到任何援手。今天的看护者的负担实际上比一个世纪以前增加了。谢莉成了全天候看门人兼司机兼日程经理兼医药和技术难题解决者，同时她还是厨师兼侍女兼服务员，更不用说还是挣钱养家的人。有时，健康助手最后一分钟才通知说来不了了，或者医疗预约临时发生变化，这些都严重影响到她的工作表现，所有的状况都极大影响了她在家里的情绪。就是和家人一起外出住一夜，她也得雇人陪卢，即便如此，突发的危机也会打乱计划。有一次，她和丈夫及孩子去加勒比度假，但是只过了三天就得打道回府。卢需要她。

她觉得自己的神志在弱化。她想当个好女儿，她希望父亲安全，也希望他快乐，但她也想要一份可以控制的生活。有一天晚上，她问丈夫是不是该给老人家找个地方。仅仅因为有这个想法她就觉得很羞愧，这违背了她对父亲的承诺。

汤姆帮不上什么忙。"你会安排好的，"他告诉她，"他还能活多久呢？"

结果，这个时间很漫长。"我对她的忧虑不敏感。"三年后再回忆当时的情形，汤姆这么告诉我。谢莉已经濒临崩溃。

她有位表弟开了一家照顾老年人的机构。他推荐了一个护士到家里帮助卢，和他交谈，这样谢莉就不必充当坏人。护士告诉卢，随着他需求的增加，他需要的帮助超出了家人的能力，而且，白天他不应该一个人独处。

他用探寻的眼光看着谢莉。她明白他在想什么。她不能不工作、一直陪着他吗？她觉得这个问题像是一把匕首插在心头。谢莉泪眼婆娑地告诉卢，她提供不了他需要的照顾——情感上和经济上她都提供不了。他犹犹豫豫地同意她带他找个地方。一旦衰老导致衰弱，似乎就没人可以活得快乐。

老人的渴求：一扇能上锁的门

他们决定去看的那个地方不是疗养院，而是一家辅助生活机构。今天，辅助生活被视为介于独立生活和疗养院之间的中转站。但是，当这个概念的提出者之一克伦·布朗·威尔逊（Keren Brown Wilson）于 20 世纪 80 年代在俄勒冈建立她的第一处老年辅助生活区时，她本来是想创建可以完全取代疗养院的地方。她想创造替代场所，而不是中转站。威尔逊相信她可以为卢·桑德斯这样的人创造一个生活自由、自主的地方，无论他们的身体状况有多差。她认为一个人不能因为老弱就只好屈从于救济院的生活。她头脑中有着如何实现更好生活的图景。她的图景是由类似卢和谢莉拼命搏斗的经历（不情愿的依赖和痛苦的责任）所构建的。

威尔逊是弗吉尼亚州西部矿工和洗衣工的女儿，她父母所受的教育都不超过初中二年级。她从小好学，本来不太可能成为一个激进分子。她父亲去世的时候，她还在上小学。她 19 岁的那年，她妈妈杰茜遭遇了毁灭性的中风。当时杰茜才 55 岁，中风导致她半边身体永远瘫痪，再也不能走路或者站立。她抬不起手臂，面部下垂，口齿不清。虽然她的智力和认知没受影响，但是她不能洗澡、做饭、上厕所或者洗衣服——更不用说上班了。她需要帮助。但是威尔逊当时还只是个大学生，没有任何收入，和一位室友同住一套小公寓，根本没办法照顾母亲。她有兄弟姊妹，但是，他们的条件并不比她好。除了去疗养院，杰茜别无去处。威尔逊安排妈妈住进她大学附近的一所疗养院。这个地方比较安全，人也很友善。但是杰茜不停地对女儿说"带我回家"。

她不断要求女儿："带我离开。"

威尔逊对事关老年人的政策产生了兴趣。大学毕业后，她在一个为华盛顿州提供老年服务的机构找到了工作。几年间，杰茜辗转了几所疗养院，每一所都靠近一个子女，但没有一个地方得到她的认可。同时，威尔逊结婚了，她从事社会学研究的丈夫鼓励她继续她的学业。她被录取为俄勒冈州波特兰州立大学的老年病学博士研究生。威尔逊说，当她告诉母亲自己将要学习变老的科学时，她妈妈提出的一个问题改变了她的人生："你为什么不做点儿帮助我这类人的事？"

威尔逊后来写道：

> 她的想法很简单。她想要的是一所小小的房子，有一个小小的厨房和卫生间；里面要有她喜欢的东西，包括她的猫、她尚未完成的项目、她的维克斯达姆膏①、一个咖啡壶和香烟。要有人帮她做她自己无法做的事情。在她幻想中的地方，她可以锁上房门，控制温度，拥有自己的家具。没人要她起床，没人关掉她最喜欢看的肥皂剧或者弄坏她的衣服，也没有人可以因为过期刊物和杂物构成安全威胁而扔掉她的"藏品"。任何时候她都可以如愿拥有隐私，没有人可以强迫她穿衣服、吃药，或者让她参加她不喜欢的活动。她会做回杰茜，一个住在公寓里的人，而不是一个睡在病床上的病人。

听着母亲诉说这些想法时，威尔逊有点不知所措。母亲的愿望既合乎情理，同时，根据她所居住的地方的规矩，又不可能。对于那些辛勤照顾母亲、按照要求履行职责的疗养院员工，威尔逊感觉很抱歉，同时，她也为自己不能更多地照顾母亲而心怀愧疚。在研究院的时候，母亲的问题令她烦恼。随着研究和探索的深入，她越加确信疗养院不可能接受杰茜想要的那些东西。这些机构的每一个细节设计都是为了控制其居民，保障他们的健康和安全——为了居民的利益，但这也使得这些地方蒙昧固执，更加无意改变。威尔逊决定在论文中描绘一个不同的地方，这里允许虚弱的老年人尽可能多

---

① 宝洁公司出产的一种感冒药，一种薄荷脑搽剂，搽在胸前能够使感冒者呼吸通畅。——编者注

地控制对他们的护理程度，而不是让护理规范控制他们。

她心目中的关键词是"家"。家是你的优先顺序中占主导地位的唯一地方。在家里，你可以决定怎么安排时间、怎么分享空间、怎么打理自己的物品。在家之外的地方，你决定不了。这种自由的丧失是卢·桑德斯和威尔逊的妈妈杰茜这类人最害怕的。

威尔逊和她的丈夫坐在家里的餐桌边勾画新型的老年之家，也是有她妈妈渴望的那些特征的地方。然后，他们决定找人修建这种房子，试一下是否可行。他们找到了退休社区和建筑商，但没人感兴趣，他们的想法似乎不切实际、近乎荒诞。于是，夫妇二人决定自己兴建。

他们两人都是学者，从来没有做过这种事，但是他们一步一步地学习。他们和一位建筑师一起制订了详细的规划。为获得贷款，他们跑了一家又一家银行。贷款失败后，他们找到了一位私人投资者。他支持他们，但是要求他们放弃大部分的所有权，并为失败承担个人责任。他们刚签署了协议，又迎来一个挑战：俄勒冈州不同意给他们颁发老年住宅许可证，因为他们接受残疾人入住。威尔逊花了几天的时间，在一个又一个政府办公室软磨硬泡，终于获得了豁免权。说起来令人难以置信，她和她丈夫排除了所有的障碍。1983 年，名叫帕克之地（Park Place）的专为老年人设计的新型"辅助生活中心"在波特兰开张了。

到开业的时候，帕克之地已经远远不只是一个学术试点项目，而是一个有着 112 个单元房的重要的房地产开发项目，并且几乎瞬间就住满了人。其概念既激进又有吸引力。虽然有些居民有严重的残疾，但是没有一个人被称为病人。他们就是房客，并被作为房客对待。他们拥有带完整浴室、厨房和可以锁前门（这是尤其让很多人觉得难以想象的一个特色）的私人公寓。

他们可以养宠物，选择自己的地毯和家具。他们自行控制室内温度、食物、进入家门的人及进入的时间。威尔逊一再强调：他们就是公寓的住户。但是，随着老年人残疾程度的日渐严重，他们也会得到类似我的祖父从周围的家人那里得到的那些帮助，并且同样方便。他们的基本需求，如食物、个人护理及药物，都有人帮忙提供。也有护士值班，无论日夜，住户任何时候有紧急需求，都可以摁铃呼叫护士。他们还得到维持体面生活方面的帮助——有人做伴、与外部世界保持联系、继续进行他们最珍视的活动。

在大多数方面，这里的服务同疗养院提供的服务一样。但是，这里的护理提供者明白，他们进的是别人的家——这从根本上改变了权力关系。住户控制日程、基本规则以及他们愿意承受和不愿意承受的风险。如果他们愿意一夜不睡，白天睡一整天；如果他们愿意服用使他们感觉乏力的药；如果他们尽管有吞咽问题、没有牙齿、医生吩咐只能吃糊状食物，而他们仍然愿意吃比萨和M&M巧克力豆——好吧，可以。如果他们的心智已经退化到无法作出理性的决定，那么，他们的家人，或者他们指定的任何人，可以帮他们谈判他们可以接受的风险和选择的条款。威尔逊的概念被称为"辅助生活"。**"辅助生活"的目标就是任何人都不必觉得被机构化了。**

这个概念立即受到抨击。许多保护老年人的长期宣传者认为这个方案从根本上来说是危险的。工作人员如何保证关上房门的老人的安全？怎么可以允许身体残疾、记忆力有问题的人拥有灶台、刀具、酒精等危险物品？谁来保证他们选择的宠物是安全的？地毯怎么清洁，怎么免除尿臭味和细菌？工作人员怎么知道住户的健康情况是否发生了改变？

这些问题都有道理。某位老人拒绝清理房间，抽烟、吃糖，从而导致糖尿病危机，需要去医院的人是一个无人照顾的人或者自由派的典型吗？这中间并没有清楚的界限，威尔逊也并不提供一刀切的答案。她要求自己和员工负责探寻保证住户安全的方法。同时，她的哲学是提供一个地方，使得住户保持与那些住在家里的人有类似的自由和自主——包括有权利拒绝出于安全的考虑或者机构的方便而强加的约束。

政府密切监视着他们的实验。当集团在波特兰建起第二个场所（这一个有 142 个单元房，接纳依靠政府资助的贫困老人）的时候，州政府要求威尔逊和她丈夫追踪其住户的健康、认知能力、身体功能以及生活满意度的变化。1998 年，他们公布了研究结果。结果显示，住户事实上并没有以健康换取自由，他们的生活满意度提高了，同时，健康程度也得到保持。实际上，他们的身体功能和认知能力都得到了提升。重度抑郁症发生的概率下降了，依靠政府支持的人的开销比疗养院降低了 20%。这个项目大获全胜。

有没有一个真正像家的"老年之家"

威尔逊工作的核心是试图解决一个貌似简单的谜题：**当我们年老、体弱、不能照顾自己的时候，是什么使生活值得过下去？** 1943 年，心理学家亚伯拉罕·马斯洛发表了他影响巨大的论文《人类动机论》（*A Theory of Human Motivation*），提出了著名的人类需求层次理论。这个理论经常被描述为一个金字塔。塔基是基本需求——生存的必需品（如食物、水、空气）和安全的必需品（如法律、秩序及稳定）。其上一个层次是爱的需求和归属感需求。再其上是成长的愿望——实现个人目标、掌握知识和技能、成就得到承认并获得奖励的机会。最上面一个层次的需求是马斯洛所谓的"自我实现"——通过追求道德理想和创造性本身而获得的自我完善。

马斯洛认为安全和生存是最重要、最基本的目标——至少在我们的选项和能力有限的时候。如果真是这样，那么，关于老年的公共政策和关注点着眼于健康和安全就是对这些目标的承认和体现。它们被假定为每个人首先关心的事项。

不过，事实比这更复杂。为了某些超越他们自身的事情，如家庭、国家或者正义，人们愿意欣然牺牲自身安全和生命，而这一点与年龄无关。

而且，人生的动力并不是恒定的，而是随着时间的变化，以与马斯洛的需求层次理论并不十分吻合的方式发生着巨大的变化。在成年早期，如同马斯洛指出的，人们追求成长和自我实现的人生。成长要求向外开放。我们寻求新的经验、更广泛的社会联系，以及在世界留下足迹的方式。然而，在成年的后半期，人们的优先需求显著改变。大多数人削减了追求成就和社会关系的时间及努力，他们缩小了活动范围。如果有机会，年轻人喜欢结识新朋友，而不是跟兄弟姊妹待在一起；老年人则刚好相反。研究发现，年龄大了以后，人们交往的人减少，交往对象主要是家人和老朋友。他们把注意力放在存在上，而不是放在做事上；关注当下，而不是未来。

理解这个变化是理解老年的基础。有很多理论试图解释这种变化：有的理论说，这表现了从漫长的生活经验中获得的智慧；有些人认为，这是老化的大脑组织导致认知变化的结果；还有人指出，这种行为变化是被强加于老年人的，并不真正反映他们内心真正的愿望。他们缩小活动范围，是因为身体和认知衰退的限制阻碍了他们追求曾经有过的目标，或者由于世界仅仅因为他们老了就阻止了他们的追求。他们不是反抗，而是接受——或者，用更令人伤感的说法，他们妥协了。

近几十年来，在整理这类论说方面，没人比斯坦福大学的心理学家劳拉·卡斯滕森（Laura Carstensen）更具有创造性或者更有分量了。在她影响最大的一项研究中，她和她的团队追踪了近 200 个人数年间的情感经历。研究对象的背景和年龄范围很广（加入研究的时候，他们的年龄范围从 18 岁到 94 岁）。研究一开始，研究人员会给研究对象一个呼机，一周之内，这些研究对象必须每天 24 小时随身带着。在那一周，他们会被随机呼叫 35 次，要求他们从一张列表中选择出在那一个特定的时刻他们体验到的情绪。这项调查每隔 5 年会重复一次。

如果马斯洛的需求层次理论是正确的，那么，缩小生活范围与人们追求最大限度的自我实现就是背道而驰的，你会认为随着年龄的增长，人们的快乐程度会降低。但是，卡斯滕森的研究发现，结果刚好相反。**人们根本没有变得不开心，而是随着年岁增长，快乐程度提高。他们比年轻时更少焦虑、压抑和愤怒。**的确，他们会经历困难，也常常体会到辛酸悲苦——积极情绪和消极情绪经常交织在一起。但是，总体而言，随着时间的推移，他们觉得在情绪方面，生活体验变得更令人满意、更加稳定了，即便年老缩小了他们的生活范围。

研究结果提出了更深一层的问题。如果随着年龄的增长，我们从在意实现、拥有和得到转而懂得欣赏日常生活的愉快和亲密关系，如果我们发现这更具满足感，那么，为什么我们要等这么久才去做？为什么我们要等到老了才去做？**生活是一种技能。老年的平静和智慧是在时间历程中实现的。**

卡斯滕森被一种不同的解释所吸引。如果需求和欲望的改变与年龄本身无关呢？假设这只是与视角有关——你个人对于存在于这个世界的时间长短的感觉发生了变化。科学圈觉得这个观点有些奇异。但是，认为一个人的个人视角可能是最重要的，卡斯滕森有自己的理由——那是一次极大地改变了她对自己生活的理解的濒死体验。

那是 1974 年，她 21 岁，家里有一个婴儿，而婚姻已进入离婚程序。她只有高中学历，没有人，尤其是她自己，会料到有一天她会成为一位杰出的科学家。有一天晚上，她把孩子交给父母，和朋友一起出去聚会，观看 Hot Tuna 乐队的音乐会。看完表演回家的时候，他们挤进了一辆大众面包车。在纽约罗切斯特郊外的高速公路上，醉醺醺的驾驶员把车开翻了，车滚到了路基下面。

卡斯滕森勉强捡回了一条命。她头部受了重伤、内出血、断了几根骨头，在医院住了几个月。"那情景很卡通，我躺在床上，腿悬吊在空中，"她告诉我，"最初的三个星期左右，情况真的很危急，我时而清醒，时而昏迷，之后，我有时间开始思考。"

"当我逐渐恢复，开始能够认识到我离死神有多近之后，我对什么事情更重要有了非常不同的看法。**重要的是存在于我生活中的其他人**。我才 21 岁，以前我的每一个念头都是：下一步做什么？如何才能成功？我能找到完美的灵魂伴侣吗？很多这样的问题——我想这都是 21 岁的人会思考的典型问题。

"突如其来地，我仿佛被堵死在路途中。当我思考什么事情重要时，我觉得重要的事情已同过去大相径庭。"

她并没有马上认识到她的新观念和老年人通常的观念多么相同。但是，病房里的其他 4 位病友都是老年妇女，股骨骨折后，她们的腿悬挂在空中。卡斯滕森发觉自己与她们有共同点。

"我躺在那儿，周围都是老年人，"她说，"我同她们熟悉后，知道了她们出了什么事。"她注意到她们的治疗和她很不一样。"一整天都有医生和治疗师来看我、治疗我，而他们只是在出门的时候，对我邻床的那位老人挥挥手，说一句：'好好努力！'"

他们传递的信息是：这位年轻女士的生命还有各种可能性，而她们的没有。

"正是这次经历使我坚定了研究衰老的决心。"卡斯滕森说。但是当时她并不知道会这样。"在我生命的那个时刻，我并未踏上日后成为斯坦福教授的路途。"然而，她的父亲觉得她躺在医院太无聊，遂借此机会给她在当地的一所大学注册了一门课程。他会去听所有的课，并录下所有的授课内容，再把磁带带给她。她是在医院，在骨科的女病房里，学习了她的第一门大学课程。

对了，那个第一门课是什么呢？是"心理学导论"。躺在病床上，她发现自己正在经历着她所学习的那些现象。从一开始，她就能够明白专家哪些地方说得对，哪些地方说得不对。

15年以后，她已经成为学者，那段经历促使她构想了一个假设：**我们如何使用时间可能取决于我们觉得自己还有多少时间**。当你年轻、身体健康的时候，你相信自己会长生不老，从不担心失去自己的任何能力，周围的一切都在提示你"一切皆有可能"。你愿意延迟享受，比方说，花几年的时间，为更明媚的未来获取技能和资源。你努力吸收更多的知识和更大的信息流，扩大自己的朋友圈和关系网，而不是和妈妈黏在一起。当未来以几十年计算（对人类而言这几乎就等于永远）的时候，你最想要的是马斯洛金字塔顶端的那些东西——成就、创造力以及"自我实现"的那些特质。**但随着你的视野收缩，当你开始觉得未来是有限的、不确定的时候，你的关注点开始转向此时此地，放在了日常生活的愉悦和最亲近的人身上。**

卡斯滕森给她的假设起了一个玄妙的名字：社会情绪选择理论（socioemotional selectivity theory）。她做了一系列的实验验证她的想法。在一个实验中，她和团队研究一组年龄从 23 岁到 66 岁的成年男性。其中有些人身体健康，而有些人身患艾滋病。研究人员给研究对象一副牌，上面描述了他们认识的一些人，这些人同他们的亲近程度各不相同，有家庭成员，也有他们读过的书的作者。他们需要根据与这些人度过半个小时的意愿的强烈程度排列这些牌。总的来说，研究对象越年轻，就越不珍惜与情感上亲近的人共度时光，而更喜欢与提供潜在信息或新朋友来源的人交往。然而，在患病的研究对象中，年龄差异则消失了。一个患艾滋病的年轻人的喜好和一个老年人的喜好是一致的。

卡斯滕森极力寻找她的理论的漏洞。在另一个实验中，她和团队研究一组年龄从 8 岁到 93 岁的健康人。当他们被问及愿意怎样度过半小时的时候，喜好的年龄差异又十分清晰。但是，当他们被要求只是想象将要辞世的时候，年龄差异又不见了：年轻人的选择和老年人相同。接下来，研究人员让他们想象医学上的突破可以使他们可以增加 20 年的寿命，年龄差异再次消失——老年人作出了和年轻人一样的选择。

文化差异也不显著。对中国香港地区居民的研究结果和对美国人的研究结果一模一样。重要的是观念。巧的是，在团队完成香港地区研究之后一年，新闻报道说 1997 年 7 月 1 日中国政府将对香港恢复行使主权。对于这一转变后自己和家庭的命运，许多香港人充满焦虑。研究人员抓住这个机会，进行了重复研究。果不其然，他们发现人们极大地缩小了社会网络，年轻人和老年人的目标差异基本消弭了。香港回归中国一年以后，不确定性消除了，团队又做了一次研究，年龄差异又出现了。"9·11"袭击事件之后，他们又对美国做了一次研究；2003 年，在 SARS 肆虐香港地区，几周之内就夺走了近 300 条生命以后，他们又对香港地区做了一次研究。在每一项研究中，结果都是一贯的。正如研究人员所说，当**"生命的脆弱性凸显出来"**时，人

们的日常生活目标和动机会彻底改变。至关紧要的是观念，而不是年龄。

托尔斯泰对此早有认识。随着健康衰退，伊万·伊里奇意识到自己来日无多，他的野心和虚荣心都消失了。他只想要舒适和情谊，但是几乎没有一个人理解他，他的家人、朋友不理解，他妻子重金请来的名医也不理解。

托尔斯泰看出了那些与生命的脆弱性相抗争的人与不抗争的人之间的观念鸿沟，他也把握到了只能独自承受这个认识所带来的特定痛苦。但是，他还看到了别的：**即便死亡的威胁使我们重新对欲望加以排序，但这些欲望也并非不可以满足**。虽然伊万·伊里奇的家人、朋友和医生不理解他的需求，他的仆人盖拉西姆却能懂得。盖拉西姆觉得伊万·伊里奇是一个痛苦、畏惧、孤独的人，并对他满怀同情。他也意识到有一天自己也会遭遇主人同样的命运。其他人躲着伊万·伊里奇，盖拉西姆却同他闲聊。当伊万·伊里奇发觉只有把衰弱的腿放到盖拉西姆的肩头才可以缓解疼痛的时候，盖拉西姆为了让他舒服，整个晚上坐在那儿。他不介意他的角色，即便他不得不把伊里奇从便桶上抱上抱下，在他便溺完后给他擦屁股。他在提供照顾的时候不带任何算计和欺骗，也不强加任何超出伊万·伊里奇愿望的目标。这对于伊万·伊里奇渐趋衰弱的生命关系重大：

> 盖拉西姆轻松地、心甘情愿地、单纯地做着这一切，他的善良本性令伊万·伊里奇心生感动。其他人体现出的健康、体力和活力令他不悦，而盖拉西姆的体力和活力非但不让他难过，反而令他觉得舒心。

这种简单然而深刻的服侍，了解一个垂死的人对日常舒适、对友谊、对帮助其实现谦卑目标的需求，一个多世纪以后，仍然严重欠缺。这是爱丽丝·霍布森想要而无法得到的，这也是卢·桑德斯的女儿经过日益筋疲力尽的 4 年，发现自己无法给予的。但是，有了辅助生活的概念，克伦·威尔逊设法在家里嵌入了这种至关重要的帮助。

***

这个想法不胫而走。1990 年，基于威尔逊的成功，俄勒冈州率先鼓励修建更多类似的老年之家。威尔逊和她丈夫共同复制他们的模式，并帮助其他人复制。他们发现了一个现成的市场，人们愿意为了避免终老于疗养院而支付大把的金钱，还有几个州政府也同意为贫穷的老人买单。

之后不久，威尔逊去华尔街寻求资本，以期修建更多的老年之家。她的公司辅助生活概念（Assisted Living Concepts）上市了。不少名称各异的养老院拔地而起，辅助生活一时成为美国发展最快的老年居住形式。到 2000 年，威尔逊的公司已经从不到 100 名员工扩大到超过 3 000 人，在 18 个州运营着 184 所养老院。2010 年，辅助生活机构的用户已经接近疗养院。

但这个过程中出现了一个令人苦恼的情况。由于辅助生活的概念十分流行，许多开发商将其到处滥用。这个概念从疗养院的激进替代选项变成了服务内容减少、缩水版的养老居所。威尔逊在美国国会作证，并在全美各地的演讲中警示这个概念的演变方式。

"抱着采用这个名词的普遍想法，突然之间，辅助生活成为疗养机构改头换面的一个旗号，还有些甚至是只有 16 张床的寄宿机构，只是希望通过这个概念吸引更多自费的客户。"她在报告中指出。不论她费多大的劲强调自己的初始理念，其他人却并不像她那样忠诚。

大多数时候，辅助生活仅仅成了从独立生活到疗养院之间的一个中转站。它成了目前流行的"持续护理"概念的一个部分。"持续护理"说起来非常好听，也完全符合逻辑，却延续了把老年人当学前儿童对待的情形。对于安全和诉讼的担忧越来越限制人们在其辅助生活寓所能够拥有的东西，会强制规定希望人们参加的活动，并设立了更加严格的、导致其"出院"到疗养机构的"迁出条件"。以安全和生存为优先考虑的医学语言再次接管了话语权。威尔逊愤怒地指出，连给孩子的冒险机会都比老人多。

2003 年发表的针对 1 500 个辅助生活机构的研究发现，只有 11% 既能保证隐私又能提供充分服务的机构允许衰弱的老年人留住下来。作为疗养院替代选项的辅助生活理念差不多名存实亡了，甚至连威尔逊自己公司的董事会，在发现有很多公司在采取不那么复杂、成本更低的策略后，也开始质疑她的标准和理念。她想在小城镇建小型建筑，因为在小城镇，除了疗养院，老人们无处可去；她也希望为靠医疗补助的低收入老人提供一些单元房。但是利润更高的方向是在大城市修大建筑，没有低收入客户，不提供高级服务。她创造辅助生活的本意是帮助像她妈妈杰茜那样的老人过上更好的生活，而且她也证明这是可以赚取利润的，但是她的董事会和华尔街渴望更高的利润。她虽努力抗争，但在 2000 年，她还是卸任了 CEO，出售了她创建的公司的全部股份。

那件事之后，十多年过去了，克伦·威尔逊也已迈入中年。不久之前我和她交谈时，她露出虎牙的微笑、下垂的双肩、用来读书的眼镜和白头发使她看上去像一个书卷气十足的祖母，而不是一个创建了世界级产业的革命性企业家。作为一名致力于老年病研究的学者，当谈到这一领域时，她一下就激动起来，而且，她说话很严谨。她仍然是那种总是思考宏大的、看起来不可能解决的问题的人。公司使她和她丈夫成了富人，他们用这笔钱创办了以她母亲名字命名的杰茜·理查森基金会（Jessie F. Richardson Foundation），继续进行改变老年人照顾方式的工作。

威尔逊大多数时间住在她出生地附近的西弗吉尼亚州产煤区——如布恩、明戈和迈克道尔。西弗吉尼亚有全美最老、最贫穷的人口。如同世界上很多地方一样，这里的年轻人外出寻找机会，把老年人留在家乡。在那里，在她生长的山谷间，威尔逊还在思考普通人在年迈后，如何不用在无人照顾和机构化之间做选择的办法。这仍然是我们面对的最让人不舒服的问题。

她说："我希望你知道我仍然热爱辅助生活。"接着她又重复了一遍："我热爱辅助生活。"她说这催生了一个信念和期盼：可以有比疗养院更好的东西。现在仍然如此。任何流行开来的东西都很难同它的创造者最初的意愿相吻合。像个孩子一样，它会成长，但并不总是走向你期盼的方向。但是，威尔逊仍在继续寻找那些坚持她本来目的的地方。

"我特别希望辅助生活发挥作用。"她说。

只是在大多数地方，它没有。

如何平衡善意的保护和自立的尊严

对卢·桑德斯来说，它没有发挥作用。凭着他那一点微薄的积蓄，能够在家附近找到一所辅助生活机构接受他，谢莉觉得很幸运。他的积蓄几乎都已经花光了，其他大多数地方的收费都高达数十万美元。她为卢找到的那所养老院接受政府资助，因此他承受得起相应费用。这个养老院有赏心悦目的走廊、粉刷一新光线充足的门厅、漂亮的图书馆、面积合理的寓所，看起来很有吸引力、很专业。第一次参观时，谢莉就喜欢上了这个地方。但是卢拒绝了，因为环顾四周，他没看到一个不用助步车的人。

"我会成为这里唯一一个用自己的双腿站立的人，"他说，"这不是我该住的地方。"

然而，不久之后，他又跌了一跤。在一个停车场，他重重地摔倒在地，一头撞在沥青地面上。他昏迷了一会儿，之后进入医院接受观察。这件事之后，他承认情况已经不同了。他让谢莉给他在辅助生活机构报名排队。在他92岁生日之前，养老院有了一个空位。人家告诉他，如果他不定下这套房子，他就要排到等候名单的末尾。迫不得已之下，他签了名。

搬进去以后，他并不生谢莉的气。但是，谢莉可能倒觉得愤怒更容易对付。他只是闷闷不乐，对此，子女该怎么办？

谢莉觉得，问题部分在于他难以适应变化。以他的年龄，不善于处理变化也正常。但她感觉不止于此，卢看起来失魂落魄。他一个人都不认识，周围也难以找到另一个男士。环顾四周，他未免会想：什么样的男人才会住在这样一个地方——有珠子制作坊、做杯形蛋糕装饰的午后聚会，以及破旧的、充斥着丹妮尔·斯蒂尔（Danielle Steel）小说的图书馆？他的家人、他的邮递员朋友，还有他热爱的狗，在哪里？他无所适从。谢莉询问活动指挥，是否可以安排一些适合父亲性别的活动，例如发起一个读书俱乐部。但是，这根本无济于事。

最让谢莉苦恼的是，养老院的员工根本无意了解卢在生活中所关心的事和他被迫丧失了什么。他们甚至认识不到自己在这方面的无知。他们可能把自己所提供的服务称为辅助生活，但是没有一个人认为自己的工作是帮助卢真正地生活——想办法帮助他维持对他来说至关重要的联系和快乐。他们的这种态度是由于不理解，而不是因为冷酷无情，但是，正如托尔斯泰所说，最终这有什么区别呢？

卢和谢莉达成了一个妥协。从周日到周二，她每天都接他回家。这让他每周都有盼头，也让谢莉感觉好受些。至少，他每周有几天可以享受到自己喜欢的生活。

我问威尔逊为什么辅助生活往往达不到目标。她觉得有几个原因。首先，真正帮助人们生活"做起来比说起来难多了"，很难让护理人员思考需要他们做什么。她以帮助穿衣服为例。理想情况下，你会让老人做他们力所能及的事从而保持他们的生活能力和独立感。但是，她说："给一个人穿衣服比让他自己穿要简单，花的时间少些，负担也轻些。"所以，除非把保持人们的生活能力作为优先考虑事项，否则员工会像对待布娃娃一样，给他们穿上衣服。其他事情也是如此，这就是每件事进行的方式。任务比人更重要。

使事情复杂化的是，我们没有好的指标来评价养老院在帮助人们生活方面的成功程度。相反，我们有非常精确的健康和安全评价体系。所以，你可以猜想到养老院关注的内容：他是不是瘦了，是不是忘了吃药了，或者是不是摔倒了；而不是他是不是孤独。

威尔逊说，更令人沮丧也更重要的是，辅助生活机构不是为老年人修建的，而是为他们的子女修建的。实际上，决定老年人住哪里的是儿女，这从养老院的销售方式就看得出来。他们努力完善营销人员所谓的"视觉内容"，例如，吸引谢莉视线的漂亮的、酒店式的入口通道。他们兜售电脑实验室、锻炼中心，以及听音乐会和参观博物馆等活动——这些东西主要是中年人希望其父母拥有的，而不是父母自己的选择。最重要的是，他们鼓吹自己是安全的地方。他们从来不说自己首要关心的是老人希望怎样生活，因为往往正是因为父母喜欢就其决定与子女争吵而且固执己见，才导致子女开始带他们参观养老院。在这个方面，辅助生活和疗养院没有区别。

威尔逊说，有位同事曾经告诉她："我们自己想要自主权，而对于我们爱的人，我们要的是安全。"这一直是老弱者面对的主要问题和悖论。"我们希望给予我们关心的人的许多东西，是我们自己强烈拒绝的，因为它们影响我们的自我感受。"

她觉得部分原因要怪老年人自己。"老年人也要为此承担一定的责任，因为是他们把决定权交给了子女。部分原因是觉得自己年老体衰，同时这也是老年人和子女的一个联结，类似于说'好了，现在你负责'。"

但是，她说："很少有子女会想'这是妈妈想要的、喜欢的、需要的吗？'他们更多是从自己的角度想问题。"孩子会问："把妈妈放在这个地方，我心里舒服吗？"

入住辅助生活机构还不到一年，辅助生活对卢来说已经不够了。最初他还能随遇而安。他在这里发现了乔治——这里除他之外唯一的一位犹太裔男士。他们很合得来。他们一起玩克里比奇纸牌，每周六一起参加犹太教聚会——虽然这曾是卢一直竭力避免的。有几位女士对他产生了特别的兴趣，他大多佯装不知，但也不总是如此。有一天晚上，他在寓所举行了一个小型聚会，他的两位倾慕者也在。他打破了别人递给他的一瓶白兰地。

"然后我父亲就晕过去了，头磕到地上，进了急诊室。"谢莉说。康复治疗结束后，说起此事他一笑而过。"你看看，"她记得他这么说，"我邀请女人们到家里来，结果只喝了一点点，我就昏过去了。"

从每周在谢莉家住的三天，到一周的其余日子里自己拼凑的点滴生活，卢已经能够应对自如。做到这一点花了几个月。在 92 岁的时候，他逐渐重建了自己可以忍受的日常生活。

然而，他的身体不配合。他的体位性低血压越发严重，他晕厥的频率增加了——不仅仅是在喝了白兰地之后，可以是白天也可能是晚上，可能是走路的时候，也可能是起床的时候。救护车出动了多次，带他去找医生照 X 线片。事情逐渐发展到他已经不能再走过长长的门厅，乘电梯去餐厅吃饭了。他继续拒绝使用助步车，这是一个骄傲的标志。谢莉只好在他的冰箱里塞满可以放进微波炉的预制食品。

她发觉自己又开始担忧他了。他饮食不合理，记忆力更差了。即便有健康助理经常看望他、晚上有人巡夜，他大部分时间还是一个人在屋子里呆坐着。她觉得以他的衰弱程度，他得到的照料还是不够，她不得不把他送到提供 24 小时护理的地方去。

她参观了附近的一家疗养院。"那是较好的一家，"她说，"很干净。"但这是一家疗养院。"人们跌坐在轮椅里，在过道上排着队。太可怕了。"她说这是她父亲最最害怕的那种地方，"他不希望他的生活局限于一张床、一张桌子、一台小小的电视机和半个房间——中间会用帘子把他和别人隔开。"

但是，她说，当她走出那个地方的时候，她心里想的是："我不得不这么做。"尽管很糟糕，她还是只好把他放在这里。

我问为什么。

她说："对我来说，最重要的是安全。那是首要的考虑，我不得不为他的安全着想。"克伦·威尔逊对于这个过程的发展的说法是对的。出于爱和关心，谢莉觉得自己别无选择，只好把他放在他畏惧的地方。

我追问她："为什么？"

他已经适应了所在地方的生活。他又把生活的方方面面—— 一个朋友、一项惯例、一些他喜欢做的事情，组合好了。的确，他不如在疗养院安全，他仍然害怕摔那种大跟头，害怕别人不能及时发现他。但是他更快乐。考虑到他的偏好，他会选择让他更快乐的地方。那为什么做另外的选择呢？

她不知道该如何回答。她觉得难以接受其他的办法，她只知道卢需要有人照顾，他不安全。她真的就把他留在那儿吗？

所以，事情就是这样逐渐演变的。在像我祖父那样的人没有依靠的情况下，我们的老年人过着一种受控制、受监督的机构化的生活。这是医学为不可医治的问题设计的解决办法，一种能保证安全，但是没有他们所关心的内容的生活。

Being Mortal

Medicine

and

What Matters

in the End

05

更好的生活

抗击疗养院的三大瘟疫

1991 年，在纽约州北部的小镇新柏林，一位名叫比尔·托马斯（Bill Thomas）的年轻医生做了一个实验。事实上，他并不确切地知道自己在做什么。他当时 31 岁，结束家庭医学住院医师的培训还不到两年，刚刚接任大通纪念疗养院（Chase Memorial Nursing Home）医疗主任一职。这所疗养院收住了 80 位严重失能的老人。一半老人属身体残障，80% 的老人患阿尔茨海默病或者其他类型的认知障碍。

绝望疗养院里的疯狂计划

在此之前，托马斯在附近一所医院的急诊科（同疗养院完全不同的地方）当医生。到急诊科的人有着各种类型的、可以修复的问题，如腿骨折，或者鼻子被马蜂蜇了。如果病人有更严重的、潜在的问题，例如，如果腿部骨折是由阿尔茨海默病引起的，他不需要管这些问题，只需要把病人送到另外的地方（如疗养院）就可以了。在他看来，这份医疗主任的新工作使他有机会做与过去不一样的事情。

大通纪念疗养院的员工并没觉得这个地方有什么特别成问题之处，但是，作为初来乍到者，托马斯在每间屋子里都看到了绝望。疗养院让他觉得压抑，他想解决这个问题。起初，他试图用他作为医生最了解的方式去解决。

看着这里的居民如此缺少精神和活力，他怀疑某种未被认识到的情况或者不适当的药品折磨着他们。于是，他着手给他们体检，让他们做扫描、检测、改换药物。但是，经过几周的调查和改变，除了推高了药费和让护理人员气恼以外，他没取得什么成绩。护理主任找他谈话，要求他停止这样做。

他告诉我："我把护理和治疗混为一谈了。"

不过，他并没有放弃。他逐渐认识到，这家疗养院缺失的元素乃是生活本身，他决定试着注入一些活力。他的想法既疯狂天真，又足够精彩。他能够促成疗养院的居民和员工一起施行他的想法，可以说是一个小小的奇迹。

但是，要理解他的想法，包括他怎么产生的这个想法，以及怎么推动它，必须得先了解比尔·托马斯曾经的作为。在托马斯还是个孩子的时候，他曾赢得学校举行的每一场销售比赛。学校派孩子们为童子军或者某个体育队挨家挨户去卖蜡烛、杂志或者巧克力，他总能把销售冠军奖带回家。高中的时候，他在学生会主席竞选中胜出，并当选田径队队长。只要他愿意，他几乎可以把任何东西（包括他自己）兜售出去。

但他却是个很糟糕的学生。他的成绩很差，经常因为不完成老师布置的作业而跟老师发生冲突。不是因为他不会做作业（他是一个如饥似渴的阅读者和自学者，是那种可以自学几何、自己造船的孩子，而且他的确造了一艘），他只是无意做老师要他做的作业，而且他会毫不犹豫地直言相告。放在今天，我们会说他患了对立违抗性障碍。但在 20 世纪 70 年代，老师们只是觉得他很麻烦。

两种形象——销售天才和倔犟反抗老师的人，似乎有着同样的根源。我问托马斯他小时候有什么特别的销售技巧。他说没有，只不过"我愿意被拒绝，这就使得你成为优秀的销售员。你必须得愿意被拒绝"。这一特性使得他学会避免他不想要的结果，懂得坚持，直到达成意愿。

然而，有很长一段时间，他不知道自己想做什么。他生长在新柏林毗邻的一个县，位于尼可拉斯镇郊外的一个山谷。他的父亲是一名工人，母亲是一名电话接线员，都没上过大学，也没人期待比尔·托马斯上大学。高中毕业的时候，他本来要参加一个联合培训计划。但是，朋友的哥哥从大学回家度假，同他聊起了啤酒、姑娘以及大学的愉快时光。这次偶然的交谈促使他重新规划未来。

他注册就读了附近的纽约州立大学科特兰学院。在这里，某种东西点燃了他的激情。也许是在他离开的时候，高中老师曾预言他等不到圣诞节就会屁滚尿流地滚回小镇。不管是什么原因，总之他取得了远远超出所有人意料的成功，他开始对学习用心，保持了4.0的平均成绩，并又一次当选学生会主席。他本来想当体育老师，但是在生物课上，他开始觉得也许医学更适合自己，结果他成了科特兰学院第一个进入哈佛医学院的学生。

他热爱哈佛。本来他也可以怀着愤愤不平的心情到那里——一个工人阶级的孩子，一心想证明自己有别于那些在常春藤大学上学、有着信托基金账户的"势利眼"。但是他没有，他觉得这个地方给他以启示。他喜欢周围的人，那些人都奋发努力，热爱科学、医学，热爱一切。

"我最喜欢医学院的一点是，每天晚上我们一群人一起在医院的餐厅吃饭，"他告诉我，"大家有两个半小时的时间讨论病例——非常激烈，非常棒。"

这里的人相信自己能够做成有重大意义的事情，这也是他喜欢的一点。诺贝尔奖得主给他们授课，即便是在星期六的上午，因为他们希望他和其他同学能有追求伟大的决心。

然而，他从不觉得自己想要赢得任何人的赞同。有教职员想征召他加入他们在大医院的专科培训项目，或者加入他们的研究实验室。但是，他选择在纽约罗切斯特成为一名家庭医学实习医生。这并不符合哈佛渴望杰出的理念。

回到纽约州北部的家乡一直就是他的目标。他说："我是个本乡本土型的小伙子。"实际上，他在哈佛下的 4 年是他唯一一段离开纽约州北部的日子。放假的时候，他骑自行车往返波士顿和尼克斯——一个单程就是 531 千米。他喜欢自给自足——沿途随便找个果园或者一块地搭起帐篷，哪里有饭吃就在哪里吃。家庭医学以同样的方式吸引他。他可以维持独立，单打独干。

实习一段时间后，他攒了一些钱，就在新柏林附近买了一处农场。过去他骑自行车时经常路过这里，常常幻想着有一天能够成为农场的主人。结束实习后，打理农场成了他的真爱。他进入当地医院工作，但很快就专注于急诊医学，因为它的工作时间可以掌控，只上一个班，这样他可以把其余的时间用来侍弄他的农场。他执着于宅地理念——完全地自力更生。他和朋友们一起动手兴建了自己的家。他的大部分食物是自己种植的。他用风和太阳能发电。他完全远离了网络，依循天气和季节过活。最终，他和他的护士妻子朱迪把他们的农场扩大到 2 000 多亩。他们有牛、马、鸡、地窖、锯木厂、糖厂——更别说还有 5 个孩子。

托马斯解释说："我真心觉得这是我能够过上的最真实的生活。"

那时，他是医生，更是农夫。他蓄着保罗·班扬式的大胡子，在白大褂下更喜欢穿工装裤而不是打领带。但是急诊室的工作很耗精力。他说："说到底，我是厌烦了上夜班。"于是，他接手了疗养院的工作。这是一份日班工作，上班时间是固定的。这份工作能有多难呢？

用两条狗、4只猫、100只鸟发起的革命

从上班第一天开始，他就感觉到农场生活和疗养院生活的强烈反差：农场生活轻快活泼、欣欣向荣，疗养院则体现了局限性、机构化，缺乏生活气息。他的见识折磨着他的心。护士们说他会适应的，但是，他适应不了，而且，他也不愿意适应他所看到的情形。几年以后他也许能够给出充分的缘由，但是骨子里头，他认识到大通纪念疗养院的情况在根本上与他自给自足的理想相冲突。

托马斯相信，好的生活是享有最多独立性的生活，而这正是疗养院拒绝给予的。他逐渐熟悉了疗养院的居民。他们曾经当过老师、店主、家庭主妇、工厂工人——跟他成长过程中认识的人一样。他确信他们有获得更好生活的可能。于是，差不多是出于直觉，他决定依照自己在家里采取过的方式，努力给疗养院注入一些生机——以真正注入活力的方式。如果他可以把植物、动物和孩子们引入居民的生活，让他们充满疗养院，情况会怎样呢？

他找到大通纪念疗养院的管理层，希望他们能申请纽约州的小额创新基金用来支持他的想法。当初雇用托马斯的罗杰·霍伯特原则上赞同他的理念，乐意尝试新方法。在大通的20年间，在确保疗养院享有卓越声誉的基础上，他持续扩大提供给居民的活动范围。托马斯的新观念符合过去的改进思路和措施。于是，院领导一起坐下来写创新基金申请报告。但是，托马斯心里的想法似乎比霍伯特理解的范围更广泛。

托马斯说明了他提议背后的思想。他说，其目标是抗击他所谓的疗养院的三大瘟疫：厌倦感、孤独感和无助感。为了攻克这三大瘟疫，疗养院需要一些生命。他们要在每个房间里摆放植物；他们要拔除草坪，开创一片菜园和花园；他们要引入动物。

至此，一切听起来都还不错。由于健康和安全问题，引入动物方面相对比较复杂。但是，纽约的疗养院规范允许饲养一条狗或者一只猫。霍伯特告诉托马斯，过去他们养过两三条狗，都没有成功。动物脾性不对的话，照料起来很困难。但是，他愿意再试一次。

于是，托马斯说："那我们试着养两条狗。"

霍伯特说："规范不允许。"

托马斯说："我们还是这么写吧。"

大家沉默了一会儿。即便这样小小的一个步骤也不仅冲撞到疗养院的核心价值，而且也冲撞了疗养院认为他们原则上的存在价值——老年人的健康和安全。霍伯特有些为难。不久之前，我在同他交谈时，他还生动地回忆起当时的情形。

> 护理主任洛伊思·格里辛坐在屋子里，还有活动主任和一名社工……我看他们三个坐在那儿，互相对视，转动着眼睛，说："这会很有趣。"
> 我说："好吧，我写下来。"当时我就开始想，"虽然我不像你对这件事情这么投入，但我还是写上两条狗吧。"
> 他说："那猫呢？"
> 我说："猫？我们已经写了两条狗了。"
> 他说："有些人不喜欢狗，他们喜欢猫。"
> 我问他："狗和猫都要？"
> 他说："写下来供讨论嘛。"
> 我说："好吧，我写上一只猫。"
> "不，不，不。我们有两层楼。每层楼两只猫怎么样？"

我说："我们给健康科提出的建议是两条狗和 4 只猫？"

他说："是的，就这么写吧。"

我说："好吧，我写。我认为在这点上我们脱离了实际，他们不会赞成的。"

他说："还有一项内容。鸟怎么样？"

我说规范说得很清楚，"疗养院不允许养鸟"。

他说："但是鸟怎么样？"

我说："什么鸟怎么样？"

他说："只是想想看——从这里看窗外。想象我们是在 1 月份或者 2 月份，外面的积雪有近 1 米厚，疗养院能听到什么声音？"

我说："你会听见有人呻吟，也许能听见有人笑。你在各个区域都能听见电视的声音，也许比我们喜欢的声音大了些。你还能听得见扩音系统播放通知。"

他说："还能听见什么声音？"

我说："你听得到工作人员互相交谈以及与居民互相交谈。"

他说："是的，但是那些听起来有生命感——有积极的生命感的声音呢？"

"你是说鸟叫？"

"对！"

"那要多少只鸟才能达到你说的鸟叫效果？"

"我们养 100 只吧。"

"100 只？在这儿？"我说，"你一定是疯了！你在有两条狗、4 只猫、100 只鸟的地方住过吗？"

他说："没有，但是这难道不值得一试吗？"

这就是托马斯医生和我之间产生分歧的焦点所在。

这个时候，屋子里坐着的另外三个人眼珠都要掉出来了，他们说："哦，我们真的要这么做吗？"

我说："托马斯医生，你的建议我很赞成。我愿意跳出条条框框，但是我不知道我是不是愿意让这里看起来像个动物园，或者听起来像个动物园，我没法想象这么干会怎样。"

他说："你就随我好吗？"

我说："你得证明给我看这样做有好处。"

这正是托马斯需要的开端——霍伯特没有直接说不。在接下来的几次会上，托马斯逐渐说服了霍伯特和其他团队成员。他提醒他们三大瘟疫的存在，疗养院的人们死于厌倦感、孤独感和无助感的事实，以及他们的确希望找到解决这些痛苦的办法。为此，难道不是任何方法都值得一试吗？

他们递交了申请。霍伯特盘算他们的申请没有机会通过。但是，托马斯带上一个团队，亲自去州府游说官员们。他们获得了拨款，以及推行计划所需的所有的规定弃权声明。

"听到这个消息的时候，"霍伯特回忆道，"我的第一反应是：'哦，我的上帝，我们不得不这么干了。'"

实施计划的工作落在护理主任洛伊思·格里辛的头上。她60多岁，在疗养院工作了多年。有机会尝试改善老年人生活的新途径，她很受吸引。她告诉我，她觉得"这是一个伟大的实验"，觉得她的任务就是在托马斯偶尔的盲目乐观和员工的害怕与怠惰之间走钢丝。

这个任务可不小。每个地方都有根深蒂固的做事情的文化。"文化是共享习惯和期望的总和。"托马斯告诉我。在他看来，习惯和期望已经使得机构的例行公事和安全成为比好生活更优先的考量，甚至阻碍疗养院领来一条狗同居民一起生活。他想带进来足够的动物、植物和儿童，使他们成为每个疗养院居民生活的正常部分。员工固化的日常工作会被打破，但是，这不正是目标的一部分吗？

"文化具有极大的惰性，"他说，"所以它是文化。它之所以能发挥作用，是因为它持久。文化会把创新扼杀在摇篮中。"

为了对抗惰性，他决定直接迎击那些抵制者——用托马斯的话说就是"奋力打击"。他将之看作一整套改革。他们不会领来一条狗、一只猫或者一只鸟，看看每个人的反应再做打算；他们要在几乎同一时间把所有动物引进来。

那个秋天，他们弄回来一条叫靶子的灰狗，一条叫生姜的哈巴狗，4只猫和100只鸟。他们扔掉了所有的人工植物，在每个房间都摆上了鲜活的植物。员工子女放学以后会过来玩儿；朋友和家人可以在疗养院后院的花园玩儿，还有供孩子们游戏的操场。这是采取了"休克疗法"。

这一过程中趣事不少，举例来说，他们让人在同一天把所有的长尾小鹦鹉送来。但他们搞清楚怎么把100只长尾小鹦鹉带到疗养院了吗？没有。运货车到达的时候，鸟笼子还没送来。于是，司机把鸟放进底楼的美容院，关上门就走了。鸟笼子那天晚些时候才送来，但是是放在扁平箱子里的，还没有组装起来。

托马斯说，那真是"乱七八糟"。想起这事他笑了——他是那种凡事都能看到有趣一面的人。

他、他的妻子朱迪、护理主任格里辛及其他几个人用了几个小时组装鸟笼，在美容院飞舞的鸟群中追逐长尾小鹦鹉，再把鸟送到各个居民的房间。老人们聚在美容院窗口观望。

托马斯说："他们肚子都笑痛了。"

至今他还在惊叹团队的低效率。"我们不知道自己在干什么，完、全、不、知、道！"这就是事的有趣之处。正因为他们这么理所当然地完全不懂，所以每个人都放松了警惕，积极投入其中——包括居民们。任何人只要会做，就帮着用报纸垫鸟笼，安抚狗和猫，带领孩子们帮忙。那是一种"辉煌"的混乱——用格里辛富有外交意味的话说，是一种"激昂的环境"。

他们必须要解决运行中的各种问题，比方说，如何喂养那些动物。他们决定建立日常的"喂食规矩"。朱迪从一所废弃的精神病院弄来了一辆旧的送药车，并把它改装成他们所谓的"鸟车"。鸟车上装满了鸟食、狗粮、猫饭，由工作人员推到各个房间，更换报纸衬垫，给动物们喂食。托马斯说，用曾经运送过好多吨盐酸氯丙嗪的药品车分发奶骨饼干，这有一种美丽的颠覆感。

当然，中间发生过各种危机，任何一个危机都可能终结实验。有一天凌晨3点，托马斯接到一位护士的电话。这并不异常，他毕竟是医疗主任。但是护士不想跟他讲话，她要跟朱迪说。他把电话递给朱迪。

"狗在地板上拉屎，"护士对朱迪说，"你要过来打扫吗？"对护士而言，这项任务不是她的分内之事，她上护士学校可不是为了打扫狗屎。

朱迪拒绝了。托马斯说："各种麻烦接踵而至。"第二天早晨，他到了疗养院，发现护士在狗便上面放了一把椅子，以免有人踩到，然后就走了。

有些员工觉得应该雇请专门的动物饲养员；照管这些动物不是护士们的工作，也没人为此额外付钱给他们。实际上，由于州政府削减了给疗养院的补贴，他们已经有两三年没涨过工资了。而同一个政府却为一堆植物和动物花钱？另一些人则认为，就像在家里一样，每个人都应该分担照顾动物的责任。一旦饲养动物，就会出现各种事情，谁在现场谁就负责处理相应的问题。这是一场两种根本不同的价值观之间的斗争：他们是在运营一个机构，还是要提供一个家？

格里辛努力强化第二种观念，帮助员工平衡各种责任。大家逐渐开始同意，让大通充满活力是每个人的任务。他们这么做不是因为任何理性的争论或者妥协，而是因为体现在居民身上的效果很快就彰显出来，无法忽视：居民们苏醒了，活过来了。

"我们认为不能说话的人开始说话了，"托马斯说，"之前完全孤僻、不走动的人开始造访护士站，说'我带狗出去散步'。"所有的鸟都被居民收养了，他们给每只鸟起了名字。人们的眼里有了光亮。托马斯在一本书里写到这份经验，书中他引用了员工保存的记录，他们描述了动物对于居民（即便是那些患严重阿尔茨海默病的居民）的生活是如何地不可代替：

> 格斯真的喜欢他的鸟。他听它们歌唱，问它们可不可以喝点儿他的咖啡。
> 居民们真的让我的工作变得更轻松了，大多数人每天给我报告他们的鸟的情况，例如，"唱了一天""不吃东西"或者"好像更加活泼了"。
> M.C.今天和我一起喂鸟。她往常都是坐在储藏室门边，看我进进出出，今天早晨我问她想不想跟我一道儿。她非常热情地答应了，所以，我们就一起去了。我喂食、喂水的时候，M.C.帮我端着食物盒。我向她解释每一个步骤，我把鸟羽弄湿的时候，她笑个不停。

大通纪念疗养院现在的居民包括 100 只长尾小鹦鹉、两条狗、4 只猫，以及一群兔子和一群下蛋鸡。这里还有数百株室内植物和一个欣欣向荣的菜园、花园。疗养院为员工提供照料孩子的服务，还新开办了一项针对放学后孩子的项目。

研究者研究了该项目两年间的效果，对比了针对大通疗养院居民和附近另一所疗养院居民的各种措施。他们的研究发现，大通疗养院居民需要的处方数量下降了一半。针对痛苦的精神类药物，如好度液（Haldol），下降尤其明显。总的药品开销只是对照机构的 38%，死亡率下降了 15%。

研究没法解释原因，但是托马斯认为他能说清楚。"我相信死亡率的差异可以追踪到人对于活着的理由的根本需求。"其他的研究与这个结论相一致。20 世纪 70 年代初期，心理学家朱迪斯·罗丁（Judith Rodin）和埃伦·兰格（Ellen Langer）[1]做了一项实验，让康涅狄格州的一所疗养院发给每个居民一株植物。一半居民的任务是给植物浇水，并参加一个关于在生活中承担责任的好处的讲座。另一半居民的植物由他人浇水，听的讲座是说员工应该如何为居民的幸福负责。一年半以后，被鼓励承担更多责任的那批人（即便只是负责照顾一株植物这么小的事）更活跃，思维更敏捷，也活得更长久。

在他的书中，托马斯讲述了他称之为 L 先生的故事。入住疗养院三个月之前，他结婚 60 多年的妻子过世了。他无心吃饭，他的子女只好更加频繁地照料他的日常起居。后来，他把车开进了沟里，警察指出他有企图自杀的可能性。出院以后，家人把 L 先生送进了大通疗养院。

---

[1] 埃伦·兰格，积极心理学奠基人之一，哈佛大学知名心理学家。更多信息，可参阅埃伦·兰格的专念三部曲《专念》《专念创造力》《专念学习力》。该系列图书已由湛庐策划出版。——编者注

托马斯回忆起同他碰面的情形。"我奇怪这个人是怎么活下来的。过去三个月发生的事毁掉了他的世界。他失去了妻子、家和自由，也许更糟糕的是，他觉得他继续活着已经没什么意义。他失去了生活的乐趣。"

在大通疗养院，尽管服用抗抑郁药，大家努力鼓励他，但是，他的情况还是每况愈下。他放弃了走路，整天卧床不起，拒绝吃东西。然而，就是在这个时候，新的项目开始了，他得到一对鹦鹉。

托马斯说："他显出一副很快就要告别人世的那种冷漠神情，勉强接受了鹦鹉。"但是，他开始改变。"起初的变化是很微妙的。L 先生调整了躺在床上的姿势，好便于观察他的'新责任'的活动。"他开始给照顾他的鸟的员工提建议，报告它们喜欢什么、表现如何。那两只鸟把他从阴暗中拽出来了。

对托马斯而言，这完美地体现了他关于生物作用的理论。针对厌倦感，生物会体现出自发性；针对孤独感，生物能提供陪伴；针对无助感，生物会提供照顾其他生命的机会。

"L 先生又开始进食了，他穿好衣服，走出房间，"托马斯报告说，"因为狗每天下午都需要散步，他告诉我们他愿意做这项工作。"三个月后，他离开了疗养院，回到了自己的家。托马斯确信这个项目挽救了他的生命。

项目是否挽救了 L 先生的生命也许不是本书讨论的内容了。托马斯实验最重要的发现不是说有个活下去的理由可以降低残障老人的死亡率，而是为他们提供活着的理由是可能的。即便那些患有严重阿尔茨海默病、已经无法理解周围情况的居民，也能够体验到更有意义、更愉悦和更具满足感的生活。**衡量人们对药物的依赖下降了多少、多活了多久比较容易，而衡量人们从生活当中得到的价值感则困难得多。**

修复健康，也需滋养心灵

1908 年，哈佛大学哲学家乔赛亚·罗伊斯（Josiah Royce）写了《忠诚的哲学》（*The Philosophy of Loyalty*）一书。罗伊斯关注的不是衰老的考验，而是一个谜，这个谜对于任何一个思考其必死性的人至关根本。罗伊斯想弄明白：为什么仅仅存在，仅仅有住、有吃、安全地活着，对于我们是空洞而无意义的？我们还需要什么才会觉得生命有价值？

他认为，答案是：我们都追求一个超出我们自身的理由。对他来说，这是人类的一种内在需求。这个理由可大（家庭、国家、原则）可小（一项建筑工程、照顾一个宠物）。重要的是，在给这个理由赋予价值、将其视为值得为之牺牲之物的同时，我们赋予自己的生命以意义。

罗伊斯把这种为超越我们自身的理由献身的行为称为忠诚。他认为这是个人主义的对立面。个人主义以个人利益为首，把个人的痛苦、愉快和存在作为最大的关切。对于一个个人主义者，忠诚于与个人利益无关的事情是奇怪之举。当这种忠诚涉及自我牺牲的时候，它甚至会令人惊恐——这种错误的、不理性的倾向会使个人受到暴君的剥削。没什么比个人利益更要紧，因为你死了你就不存在了，自我牺牲毫无意义。

罗伊斯对个人主义观念完全不予赞同。"我们一直都有私心，"他写道，"但是自私的神圣权利从来没有得到过更有力的辩护。"事实上，他辩白道，人类需要忠诚。忠诚不一定带来幸福，甚至可能是痛苦的，但是，为了使生活能够忍受，我们都需要献身于超越我们自身的东西，否则，我们就只受欲望的引导，而欲望是转瞬即逝、变幻莫测、无法满足的。最终，它们带来的只是折磨。"就本质而言，我是无数祖先的倾向之流的某种汇集地。从一刻到一刻……我是一个冲动的集合体。"罗伊斯评述道，"如果我们看不见内在的光明，那可以试一试外在的光明。"

我们试了。想一想这样一个事实吧：我们都深切地关心我们死后世界会发生什么。如果自我利益是生命意义的主要来源，那么，如果死后一个小时，我们认识的每个人都将从地球上被抹去，我们应该觉得无所谓。然而，这对很多人来说都很要紧，因为我们会觉得若真发生这样的事，我们的生命将毫无意义。

唯一让死亡并非毫无意义的途径，就是把自己视为某种更大的事物的一部分：家庭、社区、社会。如果不这么想，那么，死亡只能是一种恐惧；但是如果这么想，就不是。罗伊斯认为，忠诚"通过显示为之服务的外在事务，以及乐于提供服务的内在意愿，解决了我们庸常的存在的悖论。在这种服务中，我们的存在不是受到挫折，而是得到丰富和表达"。心理学家使用"超越"（transcendence）一词表达了这样一种思想。在马斯洛需求层次理论的自我实现之上，他们提出人们有一种看见和帮助别人实现潜力的超越性愿望。

随着年龄增长，我们都学会从简单的愉悦中寻求慰藉——友情、日常的例行公事、好食物的味道，以及阳光照在脸上的那种温暖。我们对于实现和积累的奖赏兴趣变小了，对于仅仅活着的奖赏兴趣加大了。然而，一方面我们感觉没那么雄心勃勃了，同时，我们对于我们的遗产又更加关心了。我们深深感到一种需要，必须确认外在于我们，使我们觉得活着更有意义、更有价值的目标。

托马斯帮助大通纪念疗养院引进了动物、植物和儿童（他把这个方案称为"伊甸选择"），由此他给居民们提供了一个表达忠诚的小口子，一个有限的但是真正能使他们抓住某种超越单纯存在的东西的机会。他们也如饥似渴地抓住了这个机会。

"如果你是年轻医生，你在 1992 年左右把这些动物、植物和儿童带入一个无菌的、制度化的疗养院，基本上就等同于看见魔法在你眼前发生，"托马斯告诉我，"你看见人们活起来。你看到他们重新和世界沟通，又开始去爱、去关心和欢笑。你的内心会为之震撼。"

医学及其产生的照顾病人和老人的机构的问题，不在于他们对于使得生命有意义的事物有认识错误，而在于他们根本就没有认识。医学的重心很狭窄。医学专业人士专注于修复健康，而不是心灵的滋养。然而，我们认定主要应该由他们决定我们应该如何度过生命的衰退期，这是一个令人心痛的悖论。半个多世纪以来，我们把生病、衰老和希望的考验作为医学问题对待。这是一项社会工程学实验，把我们的命运交托给那些以技术威力见长，而不是重视和理解人类需求的人。

这个实验失败了。如果安全和保护是我们在生活中寻求的全部内容，也许我们会得出不同的结论。但是，我们寻求的是有价值和目的的生活，然而又经常被拒绝享有可能使之实现的条件，我们对现代社会的作为感到失望也就不足为奇了。

生活中最好的事，就是能自己上厕所

比尔·托马斯想要重建疗养院，克伦·威尔逊希望彻底取消疗养院，代之以辅助生活机构。但他们追求的是同样的理念：帮助处于独立状态的人们维持存在的价值。托马斯的第一步是提供生物给人们照料，威尔逊的第一步是给他们一扇可以上锁的门和一间属于自己的厨房。这些项目互为补充，从而改变了老年护理从业者的观念。问题不再是因为身体机能衰退而被迫依赖他人的人们是否还可能过上更好的生活——这显然是可能的。现在的问题是：幸福的晚年生活需要哪些基本要素？全世界的疗养业专业人士都在寻找答案。2010年，当卢·桑德斯的女儿谢莉为父亲寻找疗养院时，她并没有这么强烈的想法。为卢这样的人存在的绝大多数地方都还是像监狱一样，这令人沮丧。然而，试图重新规划依赖性生活的新地方和新项目已经在全美各大城市蓬勃涌现。

在波士顿郊区，距我家20分钟车程的查尔斯河畔，就有一家名叫新桥的新型退休社区。它是按照标准的持续护理框架修建的——包括独立生活区、辅助生活区和疗养区。但是，这家不久前我刚刚造访的疗养院跟我之前熟悉的疗养院完全不一样。新桥不是把60个人安置在无尽头的医院走廊两侧共用的房间里，而是将社区划分为面积较小的单元房，每个单元房入住不超过16个人。每一个单元房被称为一"家户"（household），也打算具有家庭的功能。所有房间都是私密的，围绕着一个共同生活区，包括餐厅、厨房和活动室——像个家一样。

每个家户中的人口数必须符合人性的要求，这是一个关键的考虑。研究发现，住在人数少于20的单元房，人们产生焦虑和抑郁的情况会更少，会有更多社交和友谊，安全感提升，与员工的互动更多——即便居民患有阿尔茨海默病也是如此。但是除了面积，这里的设计还有更多的优点。家户的修建特意要避免给人医院门诊的感觉。开放的设计使居民可以看见别人在做什么，鼓励他们加入和参与。中心厨房的存在意味着，如果有人想加个餐，他就可以加个餐。仅仅是驻足观看了一会儿，我就看得出里面的所有活动的确会像真的在家里一样。两位男士在餐厅打牌，一名护士在厨房填写表格，而不是回到护士站。

除了建筑以外，还有更多细节的不同。我碰见的员工似乎与我在其他疗养院遇到的员工对于工作有着不同的信念和期盼。例如，行走不被视为一种反常行为，这在我遇见 99 岁的已是曾祖母的罗达·梅克沃尔时立刻显现。像卢·桑德斯一样，她也有血压问题，还有导致她频频跌倒的坐骨神经痛。更糟糕的是，她还患有老年性视网膜病变，眼睛几乎失明。

"下次如果看见你，我会认不出你。你灰蒙蒙的，"梅克沃尔告诉我，"但是你在微笑。这我看得见。"

她的思维依然敏捷、敏锐，但是失明和跌跤构成的糟糕组合，使她没有 24 小时护理根本无法生活。在一般的疗养院，她会由于安全原因只能坐轮椅。而在这里，她还在走路。显然，这有危险。尽管如此，这里的员工明白运动的重要性——不仅仅是为了她的健康（一旦坐上轮椅，她的体力就会迅速衰退），甚至更是为了她的幸福。

"噢，感谢上帝，我可以自己走到卫生间。"梅克沃尔告诉我，"你会认为这没什么，因为你还年轻，等你年龄大了就明白了：生活中最好的事情就是你能自己去卫生间。"

她说她 2 月份就要满 100 岁了。

"太令人惊讶了。"我说。

她回答道："是有点儿老。"

我告诉她我祖父差不多活到 110 岁。

她说："天呐，我可不想这样。"

仅仅几年之前，她还拥有自己的房子。"我在那儿好开心啊。我是在生活，我过的是人应该过的生活：我有朋友，能玩游戏。有个人会开车，我们说走就走。我是在生活。"然后她出现了坐骨神经痛，跌跤、视力丧失也接踵而至。她一开始被送到一所疗养院，而不是这里。她在那儿的经历很可怕，几乎失去了所有——她的家具、她的纪念品，并且跟别人同居一室。那里执行规定严格的时间表，床头挂着十字架，"作为犹太人，这是我不喜欢的"。

她在那里住了一年后搬到了新桥，她说："没法比，没法比。"这跟戈夫曼笔下的精神病院相反。先驱者们认识到，人类既需要隐私也需要共同体，需要灵活的日常节奏和模式，还需要与周围的人形成互相关心的关系。梅克沃尔说："在这里，感觉像住在自己家里一样。"

在拐角处，我碰到79岁的安妮·布雷弗曼和86岁的丽塔·康恩。她们说上周看电影去了。这不是官方的、预先安排的集体活动，仅仅是两个朋友决定周四晚上去看《国王的演讲》。布雷弗曼戴了一条漂亮的绿松石项链，康恩打了腮红，涂了蓝色眼影，穿了一件新外套。由于多发性硬化，布雷弗曼腰以下瘫痪，以电动摩托车代步；康恩容易跌跤，需要用助步车。所以想看电影，必须得有一位护理助理答应跟她们一起去才行。而且，她们还得付15美元请轮椅车送她们去。但是，她们知道自己能去成。现在，她们期待着下次用影碟机看《欲望都市》。

康恩顽皮地问我："你读过《五十度灰》没？"

我谦卑地承认，我没读过。

"我从来没有听说过性虐之类的东西。"她满怀惊奇。她想知道我听说过没有。

我真的不想回答这个问题。

新桥允许居民饲养宠物，但是并不像比尔·托马斯的"伊甸选择"那样积极引进动物，所以动物不是那儿生活的重要内容。但儿童是。新桥和一所包括幼儿园到八年级学生的私立学校共用场地，两个地方联系紧密。其中，部分身体还不错、不需要很多帮助的居民会担任学校的导师和图书管理员。学到第二次世界大战历史的班级会请来参加过第二次世界大战的老兵，听老兵们讲述亲历的故事，掌握第一手资料。学生们每天也在新桥进进出出。低年级学生每月和居民共同举行活动——艺术展、节日庆典，或者音乐表演；五六年级的孩子们同居民一起上健身课；中学生学习怎样跟阿尔茨海默病患者协作，同疗养院居民一起参加交友项目。孩子们和居民形成亲密个人关系的情况并不少见。有个孩子与一位患有严重的阿尔茨海默病的居民交上了朋友，老人去世的时候，这个孩子甚至被邀请在他的葬礼上发言。

"那些小孩子都很迷人。"丽塔·康恩说。她告诉我，她和孩子们的关系是生活中让她最觉得满足的两件事之一。另一件事是她能够上课。

"上课！上课！我热爱上课！"她上了一门由独立生活区一位居民讲授的时事课。当她知道奥巴马作为总统还没有访问以色列时，她愤怒地发了一封邮件给他。

"我真的觉得我必须要告诉这个人，抬起屁股，赶紧去一趟以色列。"

住在这种地方，费用应该难以承受，但这些人都不是富人。丽塔·康恩以前是病历管理员，她丈夫是一所高中的咨询老师，负责就业咨询等问题。安妮·布雷弗曼是马萨诸塞州总医院的护士，她丈夫从事办公用品业务。罗达·梅克沃尔过去担任会计，她丈夫是纺织品销售员。的确，新桥疗养院

70% 的居民为了支付疗养院的费用已经耗尽了存款，全靠政府资助。

通过与犹太社区的密切关系，新桥获取了大量的慈善捐助，这是它顺利运营的关键。但是，在距其不到一小时车程的地方，在谢莉家附近，我拜访了一家完全不具备新桥那样的资源，但同样具有革新性的疗养院。彼得·山伯恩之地（Peter Sanborn Place）建于 1983 年，是政府补贴性公寓，有 73 个单元房，提供给社区里独立的低收入老人居住。自从 1996 年担任主任以来，杰奎依·卡尔森就没打算给大家提供疗养院水平的护理。但是，随着住户一年年老去，她觉得自己必须找到一种途径，在他们愿意的情况下，永远容留他们——他们的确愿意。

最初，他们只需要有人帮着做些家务。卡尔森安排当地的一家机构派人上门帮他们洗衣服、购物、打扫卫生，等等。后来，有些居民身体更弱了，她又安排他们看物理治疗师，治疗师给他们配了拐杖和助步车，教他们做增强体力的锻炼。有些住户需要导尿管、护理皮肤伤口，还有些人需要医疗服务，于是她给他们安排上门服务护士。当家庭护理机构告诉她需要把居民送到疗养院时，她嗤之以鼻。她成立了自己的机构，雇人做那些必须有人做的工作，给老人们提供从饭食到预约医生的服务。

后来，有个老人被诊断患了阿尔茨海默病。"我照顾了他几年，"卡尔森说，"但是，他的情况越来越严重，而我们并没有做好准备。"他需要全天候的看护，需要人帮他如厕。她觉得她能够提供的帮助已经到了极限，只好把他送去了疗养院。但是他的几个儿子都参与了一个慈善项目——治疗阿尔茨海默病基金（Cure Alzheimer's Fund），该基金募款为山伯恩之地雇请了第一个夜班工作人员。

十多年后，70 多位老人中，只有 13 位仍然独立生活；25 位老人需要提供饭食、代为购物等服务；35 位老人需要个人护理服务，有时候需要 24 小时服务。但是，山伯恩之地不愿成为一家有资质的疗养院或者辅助生活机构。它的正式身份仍是一个低收入者入住的公寓楼——虽然这里的管理者决心不论什么情况都要帮助人们住在自己家里，按照自己的方式生活，直到生命的终点。

我遇到一位名叫露丝·巴雷特的住户。她让我意识到一个人可以在那么残疾的情况下，仍能住在自己的家里。卡尔森说，露丝 85 岁了，已经在这儿住了 11 年。由于患有出血性心力衰竭和慢性肺病，她需要输氧；由于关节炎和糖尿病导致的并发症，她已经 4 年没走过路了。

坐在电动轮椅上的巴雷特反驳说："我在走路。"

卡尔森轻声笑着说："你没走路，露丝。"

巴雷特回答说："我只是走得不多。"

有些人老了以后会萎缩成细树枝，而有的人则像树干。巴雷特就属于树干。卡尔森解释说，她需要 24 小时陪护，需要液压升降装置把她安全地从轮椅转移到床上或者坐便器上。她的记忆力也衰退了。

巴雷特靠近我，坚称："我的记忆力很好！"我故意询问她的年龄。她说："55。"——可惜比实际年龄少了 30 岁。不过，她对过去（至少是遥远的过去）还记得比较清楚。她高中没毕业，后来结了婚，生了一个孩子，然后离了婚。为了生活，她在附近的一家小餐馆当了多年的服务员。她有过三任丈夫。她提到其中一位，我请她给我讲讲。

"他可绝不是个工作狂。"她说。

她的要求很朴实。她从日常例行琐事中获得安慰——一顿悠闲的早餐、电台播放的音乐、在门厅和朋友闲聊、跟女儿通电话，或者午后打个盹儿。每周三四个晚上，大家聚在图书室看影碟，她几乎每次都参加。她乐意参加周五的午餐聚会，虽然工作人员必须给她垫上三层尿不湿，回来后还得给她清洗。她每次都叫一杯玛格丽特鸡尾酒，不加盐——尽管按理说糖尿病患者不该喝酒。

"他们活得好像是跟自己的邻里在一起。"谈到她的房客，卡尔森说，"如果让他们选择，他们还是会为自己作出糟糕的选择。"

实现这一切所要求的韧性远远超出了我的想象。卡尔森发现，她经常会和医疗制度发生冲突，去一次急诊科就可以瓦解她和她的团队所做的全部工作。在医院里，她的房客可能遭遇基本的药物治疗错误，被丢在轮床上躺几个小时（这会导致皮肤受损，来自薄薄的褥垫的压力会使皮肤形成破烂的褥疮性溃疡），安排的医生从来不向山伯恩之地了解病人的情况或者计划。居民也经常被送到康复中心，在那里，他们及其家人被告知再也不能回家。卡尔森慢慢理顺了和个体救护车服务机构以及医院的关系，他们了解到山伯恩之地希望就其房客的护理提供建议，并希望能够把老人们安全送回家。

即便是给居民们看病的初级保健医生也需要接受教育。卡尔森复述了那天她和 93 岁的阿尔茨海默病患者的医生的对话。

"她不安全，"医生告诉她，"她需要去疗养院。"

"为什么？"卡尔森问道，"我们有床褥、有报警器、有 GPS 跟踪。"老太太能得到很好的照顾。她有朋友，有熟悉的环境。卡尔森只希望医生给开物理治疗的医嘱。

他说："她不需要。她根本记不住怎么做。"

卡尔森坚持："她记得住！"

"她需要去疗养院。"

卡尔森说："我当时真想告诉他'你需要退休了'。"但是，她只是对病人说："我们干脆换个医生吧，因为他已经老得不会灵活变通了。"她告诉老太太的家人："如果需要浪费精力，我也不想浪费在他身上。"

卡尔森的哲学是，无论居民情况如何，都要帮助他们过自己的生活。我请她解释一下这个哲学。她说她的哲学是："有问题我们会解决的。"

"我们会绕开所有必须绕开的障碍，"她的口吻像一个正在谋划一场突围的将军，"我也许已经超越了所有的障碍了。"

障碍有大有小，她还在想办法，看如何用最好的方式成功解决。例如，她没料到居民会反对她帮助某些居民留住家里，但是，的确有些居民表示了反对意见。她说他们会告诉她："某某某不再属于这里了。去年她还能玩宾戈游戏，现在她连自己往哪儿走都不知道了。"

跟他们争论不起作用，于是卡尔森尝试了一种新的方法。"我会说：'好吧，我们给她找个地方住吧。但是你们得跟我一起去，因为你们明年可能也会这样。'"目前为止，这个办法足以摆平这件事。

还有一个例子：很多居民都养有宠物，尽管他们管理宠物的难度越来越大，他们还是想留着。于是，她安排员工清理猫砂盆。但是，员工们对狗抱怨颇多，因为狗比猫需要更多的关照。不过最近，卡尔森已经想出了她的团队帮助照顾小狗的办法，并开始让居民养狗。但大狗的问题还没有解决。

"你必须得有能力照顾自己的狗，"她说，"如果你的狗冲进鸡笼，那就不那么好玩了。"

使老年生活有意义是一种新的思路。所以，这比仅仅使老人安全需要更多的想象力和创见。 常规的解决办法还没有成体系。于是，卡尔森和其他像她那样的人正在想办法，准备逐个击破。在一楼图书室外面，露丝·贝克特正同几个朋友聊天。她是一个 90 岁的小老太太，属于树枝而不是树干，已经寡居多年了。她重重地摔了一跤，先是进了医院，然后又去了疗养院。在此之前，她已经一个人在家里住了很久了。

"我的问题是我容易倾斜，"她说，"世上又没有治倾斜的医生。"

我问她怎么进了山伯恩之地，于是她跟我讲起她的儿子维恩。维恩是个双胞胎之一，因为出生时缺氧，他患了脑瘫，走路的时候有痉挛问题，智力上也迟滞。成年后，他能够处理基本生活事务，但是他需要一定程度的规范和监管。他 30 多岁的时候，山伯恩之地开办，这里正好提供这些服务，于是他成了入住的第一个居民。自此以后的 30 多年间，露丝几乎天天都来看他，一来就是大半天。但是她跌倒住进疗养院后，不能再来探望儿子了，而他的认知能力又没有发展到可以去探望她的程度。母子两人完全被分离了，而且这种情况看起来没法解决。她绝望了，以为他们相处的时间就这样结束了。然而，卡尔森灵光一闪，想办法同时接收了他们母子俩。现在他们的公寓几乎紧挨着。

在我和露丝交谈处的几米之外，维恩正坐在摇椅上啜饮着苏打水，看着人来人往，身边放着他的助步车。作为一家人，他们又生活在一起了——因为有人终于理解了没有什么比这对露丝更重要，包括她的生命。

有两百多人等着入住山伯恩之地，对此消息我一点儿都不惊讶。杰奎依·卡尔森希望能修建更多的房间容纳他们。她又一次试着绕开所有的障碍——缺资金、政府的官僚主义，等等。她告诉我，这需要一些时间。所以，与此同时，她创建了活动团队，上门帮助需要的人们。她还是希望尽力让人们在有生之年住在他们可以称之为家的地方。

***

世界上有些人会改变想象，你可能在最出其不意的地方遇见他们。此时此刻，在似乎昏昏欲睡、平凡无奇的老年生活区，这一类人层出不穷。仅仅在马萨诸塞州东部，我遇见的人就几乎超过了我能够拜访的数量。灯塔山村庄（Beacon Hill Villages）是一个社区合作组织，在波士顿的几个郊区专门组织人们提供力所能及的帮助——从修水管到洗衣服等各种服务，目的是帮助老年人住在自己家里，我还同这里的几位创办者和成员共处了几个上午。我同经营辅助生活机构的人交谈，发现他们尽管面对重重障碍，还是坚持克伦·威尔逊播种的基本思想。我从来没有见过更坚定、更具有想象力和感召力的人。爱丽丝·霍布森如果能够遇见其中一人——如果她能去新桥、"伊甸选择"、彼得·山伯恩之地，或者任何一个类似的地方，她生命的最后几年会多么不一样啊。想到这里，我不禁神伤。在其中任何一个地方，虽然她依然会越来越衰弱，但她会有机会继续做自己——用她的话说就是："真正地活着。"

我参观过的地方在外观上就像动物园的动物一样各不相同。它们没有共同的特别造型或者组成部分。但是领导它们的人都致力于一个同样的目标，**他们都相信无须因为生活需要帮助就牺牲自己的自主性。**在认识这些人的时候，我意识到，在关于什么样的自主对于生活最重要这方面，他们有着一致的哲学认识。

　　什么是自主？众说纷纭。一种观点认为，自主就是自由行动——完全独立生活，免于强迫和限制。这种自由是常见的战斗口号。但是，正如比尔·托马斯在纽约州北部的农场认识到的，这只是一种幻想——他和他的妻子朱迪生育了两个先天严重残疾、终身需要照顾的孩子。而且终有一天，疾病、老年或者其他某种事故会使得他也需要帮助。**我们的生命天生互相依赖，受制于远远超出我们自身控制力的力量和情形。**无疑，更多的自由好过更少的自由。但是，自由的目的是什么？自我生活中拥有自由的多少并不是生命价值的衡量尺度。正如将安全作为生活目标是空洞的，甚至会弄巧成拙一样，自主性最终也是如此。

　　已故的伟大哲学家罗纳德·德沃金（Ronald Dworkin）认识到，有另一种更引人注目的自主性。无论我们面临怎样的局限和阵痛，我们都希望保留我们作为自己生活篇章的作者的自主或者自由。这是人之为人的精髓。正如德沃金在1986年关于这个主题的著名文章中所说：“自主的价值……在于它所产生的责任。自主使得我们每个人负责根据某种连贯的独特的个性感、信念感和兴趣，塑造自己的生活。**它允许我们过自己的生活，而不是被生活所驱使，这样，我们每个人都能够在权利框架允许的范围内，成为他塑造的那个自己。**”

　　我们所要求的就是可以做我们自己人生故事的作者。故事总在改变。在生命历程中，我们会遭遇无法想象的困难。我们的关切和愿望可能会改变。但是无论发生什么，我们都想要保持按照与自己个性和忠诚一致的方式，塑造自己生活的自由。

　　这足以说明为什么威胁到我们个性和记忆的身与心的背叛是对我们最可怕的折磨。成为一个人的战斗就是保持生命完整性的战斗——避免被削减、被消散、被征服，避免使现在的自己与过去的自己和将来想要成为的自已相断裂。疾病和老年使得战斗已经足够艰辛，我们求助的专业人士和机构不应该使之更加艰难。**我们终于迈进这样一个时代，在这个时代，越来越多的人认识到他们的工作不是以安全的名义限制人们的选择，而是以过有价值生活的名义扩大选择的范围。**

战胜老年生活的无聊与无助

卢·桑德斯已经准备加入北安多佛疗养院，尽管那里的居民完全被婴儿化了，那些患紧张性精神病的人会被拴在轮椅上。这时，有位表弟告诉谢莉，切尔西镇有一个新开业的老年之家，叫莱昂纳德·佛罗伦斯生活中心，她应该去看看。开车距离很近，谢莉就带着卢一起去参观。

卢在参观的一开始就对那里留下了深刻印象，当时向导提到某些谢莉几乎没注意到的东西。所有房间都是单间，而卢之前参观过的每家疗养院都是双人房。失去隐私是卢最害怕的事情之一，独处是他的基本需求。他觉得若是失去独处机会，他会疯掉的。

卢告诉我："我太太曾经说我是个不合群的人，但我不是。我只是喜欢一个人待着的感觉。"所以，当听说佛罗伦斯生活中心有单人房时，"我说：'你肯定是在开玩笑吧！'"参观才刚刚开始，他就已经心动了。

向导领着他们参观了整个中心，他们把这个地方称为绿房子。卢不知道这是什么意思，他所知道的就是："我觉得这不像一个疗养院。"

我问道："那它像什么？"

"家。"他说。

那正是比尔·托马斯的杰作。开展起"伊甸选择"项目之后,他变得焦躁不安。他天生是个连续创业家,虽然他没有钱。他和他的妻子朱迪创办了一个非营利的组织,迄今已经为几百所疗养院的人传授了项目开展原则。紧接着,他们与人合伙创办了先驱网络(Pioneer Network),一个为越来越多的、致力于重塑老年护理的人创办的俱乐部。它不为任何一种特定的模式背书,而只是宣传一种文化,改变老年护理目前由医学主导的现状。

2000 年前后,托马斯又产生了一个新的愿望。他希望像他在新柏林做的那样,从地基开始,从里到外为老年人建一个家。他把他想要建的老年之家称为绿房子。按照他的说法,他计划将这个地方变成"穿着狼皮的羊",要让政府觉得这里像个疗养院,以便有资格得到政府拨给疗养院的费用,同时价格不能超过其他的疗养院。这个地方需要有帮助老年人的技术和能力,不论那些人的残障程度有多么严重,或者受损程度有多高。然而,它需要让居民的家人、居民及在那里工作的人觉得这是一个家,而不是一个机构。在非营利的罗伯特·伍德·约翰逊基金会的资助下,他和决定新建病房的参加"伊甸选择"项目的疗养院合伙,在密西西比州图珀洛修建了第一家绿房子。不久,基金会发起了全美绿房子复制倡议(National Green House Replication Initiative),在美国 25 个州支持修建了 150 多所绿房子——其中就有卢参观的莱昂纳德·佛罗伦斯生活中心。

无论是图珀洛附近的只能容纳 10 多个人的第一个家,还是在佛罗伦斯生活中心占 6 层楼的 10 个家,原则都是一样的,都反映了其他先驱者的思想。所有的绿房子面积都不大,都是公共型的,入住人数都不超过 12 人。在佛罗伦斯生活中心,每个楼层分为两个区域,都叫绿房子,每个绿房子有 10 人左右共同居住。住房设计得很温馨,像家一样——摆放着普通的家具,起居室有壁炉,大家像在家里一样围着一张大桌子吃家常饭,前门有门铃。设计追求的理念是:有价值的生活是可以创造的,这里的重点是提供饭菜、家政服务和把别人当朋友看待。

这个地方的样子吸引了卢——它完全没有那种令人压抑的机构感。入住以后，他发现这里的生活方式更值得珍视。他想什么时候睡就什么时候睡，想什么时候起床就什么时候起床。仅仅这一点对他来说就堪称惊喜。不会有工作人员早晨 7 点钟在大厅里走来走去，敦促每个人洗澡动作快些，帮他们穿好衣服，用轮椅把他们推到吃药的地方去排队，到集体吃饭的地方去等候。大多数疗养院（包括托马斯起步的大通纪念疗养院）认为他们必须如此，没有别的办法。为了效率，护理人员需要居民为餐厨人员做好准备，餐厨人员需要为活动组织人员做好准备，活动组织人员需要让居民腾出房间，方便清洁人员，等等。这就是管理人员设计日程和分配责任的方式。托马斯扭转了这种模式。他拿走了管理人员手上的控制权，将它交给了一线护理人员。这里鼓励每个护理人员只管几个人，鼓励他们成为多面手。他们做饭、打扫卫生，及时处理居民的任何需求（除了医疗任务，比如，若需要给药就需要把护士找来）。这样一来，他们就有更多的时间和居民接触—— 一起交谈、吃饭、玩牌，等等。每个护理人员之于卢这样的人都像盖拉西姆之于伊万·伊里奇——更像是一个朋友，而不是一个临床医生。

卢对朋友的要求并不多。有个工作人员每天见到他就会给他一个大大的拥抱，这让他很开心。他对谢莉吐露说，自己很喜欢这种人与人之间的接触。否则，他很少从别的渠道得到这种接触。周二和周四晚上，他会下楼去咖啡店，跟仍然来看望他的朋友戴夫一起玩克里比奇牌。他还教会一个中风瘫痪的人玩牌。这位瘫痪病人住在另一层楼的家里，有时候来卢的房间玩。他的助手帮他拿着牌，偶尔需要的时候，卢也会帮忙，并小心避免自己偷看他的牌。其他几个下午，谢莉会来看他，并会把他喜欢的狗带来。

然而，一天当中的大部分时间，他一个人待着也很愉快。早饭后，他会回自己的房间看电视——用他的话说是："看看那些乱七八糟的东西。"

"我喜欢了解政治状况，像看肥皂剧一样，每天都变。"

我问他看哪个频道："福克斯？"

"不是，是微软全国广播公司节目（MSNBC）。"

"MSNBC？你是自由主义者吗？"

他笑了："是的，我是自由主义者。如果吸血鬼德拉库拉（Dracula）说他是自由党的话，我会投票给他。"

稍晚些时候，他会进行锻炼，跟助手一起在楼道里走走，天气好的时候，则到户外活动。这对他很重要。在他生活在辅助生活中心的最后几个月，员工让他坐轮椅，理由是考虑到他偶尔会头晕，走路不安全。他说："我厌恶那个椅子！"佛罗伦斯生活中心只好让他丢掉了轮椅，建议他试试助步车。"这件事是我主动推动的，我挺为之骄傲的。"他说。

中午，他和同屋的其他人一起围着大桌子吃午饭。下午，如果没有牌局或者别的安排，他就读书。他订阅了《国家地理》杂志和《新闻周刊》。他还有自己的书。最近他刚读完了罗伯特·卢德拉姆（Robert Ludlum）的一本惊悚小说。随后他又开始阅读一本讲西班牙无敌舰队战败的书。

有时候，他会用他的戴尔电脑看 YouTube 上面的视频。我问他喜欢看哪些视频，他给我举了个例子。

"我很多年没去过中国了，"——自从第二次世界大战结束后就没去过了，"于是我说，让我去一趟成都吧。成都恰好是世界上最古老的城市之一，有几千年的历史。于是，我打开了电脑，敲入'成都'二字，马上我就参观了整座城市。你知道那儿有犹太教堂吗？我不时发出惊叹声！电脑会告诉你这边有一座，那边还有一座。我迫不及待地在整个城市跳来跳去。"他说，"一天过得很快，快得令人难以置信。"

晚上，吃过晚饭后，他喜欢躺在床上，戴上耳麦，用电脑听音乐。"我喜欢夜晚宁静的时光。你会觉得惊异，一切都那么安静。我听轻松的音乐。"他会点开潘多拉音乐电台（Pandora），听软爵士乐、本尼·古德曼（Benny Goodman），或者西班牙音乐——想听什么就听什么。"然后，我会躺下思考。"他说。

有一次去看卢的时候，我问他："什么使得生活对你有价值？"

他没有马上回答。

"有时候，我会觉得时间到了，那也许是我情绪低落的某一天，"他说，"你知道吗，够了就是够了。我会对我的谢莉蛮不讲理。我会说，在非洲，一旦人老了，不能干活了，人们就会把他扔到丛林里，给野兽吃掉。她觉得我在犯傻。不！我说，我已经做不了任何贡献了。我尽在花政府的钱。"

"我不时有这种想法。然后我又会慢慢想通，嘿，事情就是这样，顺其自然吧。如果他们愿意你活着，那就活着吧。"

我们在厨房外的起居室聊天，两侧是高到屋顶的窗户。那是夏秋之交，白色的光线依旧温暖。我们看得见下面的切尔西镇，远处是波士顿港的布罗德湾，周围是海蓝色的天空。我们已经聊了两个多小时他的人生故事了，这时，我突然觉得，记忆当中，我第一次不害怕到达生命的这个阶段。卢94岁了，这当然没什么有趣之处。他的牙齿就像被推翻的石头，全身每个关节都痛。他失去了妻子和一个儿子，不依靠助步车他已经无法走动（他的助步车前面的脚踏板上塞进了两个黄色的网球）。他有时候会犯迷糊，忘记谈话的主题。但是同样显而易见的是，他的生活方式让他觉得自己在世界上还有个位置，他们仍然希望他活着。这让我觉得，我们每个人都有可能享受同样的待遇。

对疾病和老年的恐惧不仅仅是被迫忍受对种种丧失的恐惧，同样也是对孤独的恐惧。当人意识到生命的有限，他们就不再要求太多。他们不再寻求更多的财富，不再寻求更多的权力。他们只要求，在可能的情况下，被允许保留塑造自己在这个世界的生命故事的权利——根据自己的优先顺序作出选择，维持与他人的联系。在现代社会，我们认为衰弱和依赖排除了这种自主性的可能。但我从卢，从露丝·巴雷特、安妮·布雷弗曼、丽塔·康恩以及其他很多人的事例中了解到，这是非常可能的。

"我不担心未来。"卢告诉我，"日语里有'业'（karma）这个词，它意味着，如果事情要发生，那么，我做什么都无法阻止。我知道我的时间有限，可那又怎么样呢？我已经做得相当不错了。"

Being Mortal

Medicine

and

What Matters

in the End

06

放手

什么时候努力医治，什么时候放弃治疗

在我开始思考老年病人（跟卢·桑德斯和其他那些人非常相似的人）未来的命运之前，我从来没有走出过外科办公室，试着去了解一下他们的生活。但是，一旦我看到了老年护理正在发生的改变，其依据的简单的洞察力，以及对于医学的深刻意义，包括发生在我办公室的情况，我被深深地震撼了。这一洞察力就是，**无论是由于年龄还是健康不佳所致，随着能力的衰退，要使老人们的生活变得更好，往往需要警惕认为医学干预必不可少的想法，抵制干预、修复和控制的冲动。**不难理解，这种思想对于我日常行医中遇见的病人有多么重要——他们在生命的每一个阶段都可能遭遇死亡。但这也引出了一个艰难的问题：什么时候应该努力医治，什么时候应该放弃治疗？

大限来临该做什么

我们医院的医生知道萨拉·莫诺波利将不久于世的时候，她才 34 岁，正怀着她的第一个孩子。一开始，她只是咳嗽，背部疼痛。胸部 X 线检查显示她的左肺已经完全坏掉，胸腔里积满了液体。医生用一根长长的针抽取了液体样本，送去检验。出乎所有人的意料，她不是感染，而是肺癌，并且已经扩散到了胸腔内壁。她已经怀孕 39 周，给她开检查单的妇产科医生把检验结果告诉她时，她正和她丈夫及父母坐在一起。妇产科医生没有谈预后——她会请肿瘤科医生跟她谈，但是萨拉吓坏了。她的妈妈接着哭了，因为自己最好的朋友就死于肺癌。

医生们想马上开始治疗，这意味着要实施引产手术把胎儿取出来。这是 6 月的一个暖和的星期一，萨拉和她丈夫里奇正单独坐在产科外面安静的露台上。她握着里奇的手，他们俩竭力控制着情绪，消化刚刚听到的消息。她从来不抽烟，也没有跟抽烟的人共同生活过；她锻炼身体，饮食健康。这个诊断令她不知所措。"会好的，"里奇对她说，"我们会渡过这一关的。是的，会很难，但是我们会有办法的。我们能够找到正确的治疗方式。"然而此刻，他们还有个婴儿要考虑。

"于是萨拉和我互相望着彼此，"里奇回忆道，"我说：'我们星期二没有癌症，因为那天是无癌日（cancer-free day）。我们要有孩子了，这多么令人兴奋啊。我们要享受我们的小宝贝带来的快乐。'"那个星期二的晚上 8 点 55 分，3 450 克重的薇薇安·莫诺波利出生了。她跟她妈妈一样，有一头卷曲的棕色头发，非常健康。

第二天，萨拉做了血液检查和全身扫描。肿瘤医生保罗·马尔库克斯跟她和她的家人一起讨论检查结果。他解释说她患的是从左肺开始的非小细胞性肺癌。的确，她没做过任何导致这个病的事情，但超过 15% 的肺癌（比人们意识到的多）发生在不吸烟的人身上。她的肺癌属于晚期，已经转移到胸腔及胸腔内壁的多个淋巴结，已经不能手术了。但是有几套化疗方案可供选择，特别是一种叫厄洛替尼的药，专门针对女性非吸烟肺癌患者体内发现的一种常见的基因突变。85% 的患者对这种药物有反应，就像马尔库克斯说的："有些反应可能是长期的。"

"反应""长期"这样的词给恐怖的事实抹上了一丝鼓舞人心的亮色。这种程度的肺癌已是不治之症。即便是化疗，平均存活期大约也只有一年。

但是，在这个时候，给萨拉和里奇讲这些好像太残酷，也没有意义。看着睡在床边婴儿床里的薇薇安，他们想极力显得乐观些。正如萨拉和里奇对探望他们的社工所说，他们不想盯着存活统计数据，他们想尽力"积极应对"诊断结果。

于是，萨拉开始服用厄洛替尼。这种药引起了痒痒的、粉刺似的脸部皮疹，还带来一种麻木的疲惫感。她还经历了一次用针抽取肺部周围液体的过程，但是液体不断产生，抽取液体的痛苦过程必须不断重复。于是，一位胸外科医生在她胸腔里面植入了一根永久性的小管子，任何时候只要液体积累到一定量，影响到了呼吸，她就可以扭开活塞，进行引流。生完孩子三个星期后，她得了肺栓塞——肺动脉里形成了血凝块，情况非常危险，但这在癌症病人中并不鲜见。她因为严重气短而再次入院，医生给她用了血液稀释剂。然后，检查结果显示，她的癌细胞里没有厄洛替尼针对的突变。当马尔库克斯告诉萨拉药没有效果的时候，她对这个消息产生了剧烈的身体反应，在讨论的中途就冲进了卫生间，闩上门，在里面猛烈腹泻起来。

马尔库克斯推荐了另一种更标准的化疗方案，使用卡波铂和紫杉醇这两种药。但是紫杉醇引发了极其严重的、几乎导致崩溃的过敏反应，于是他给她换成了卡波铂结合吉西他滨。他说，用这种疗法的病人，响应率相当高。

那年夏天的其余时间，萨拉和薇薇安、丈夫，以及搬过来帮忙的父母一起住在家里。她喜欢当妈妈的感觉。在化疗周期中间，她开始试着恢复自己的生活。

但10月份的CT扫描显示，萨拉左胸腔和淋巴结里的肿瘤沉淀物显著增大了——化疗失败了。虽然研究表明化疗可以显著延长一些病人的存活期，但实际上，只有小部分人效果显著，而且它平均只能延长两个月的生命——

这些病人跟萨拉不一样，他们对一线化疗是有反应的。

她努力让自己从容接受一次次的打击和各种副作用。她天性积极乐观，并努力保持自己的乐观精神。然而，她的病情一点点地加重——越来越精疲力竭，呼吸越来越困难。几个月的时间，她就好像老了几十岁。到 11 月份的时候，她已经没有气力走完停车场到马尔库克斯办公室之间的过道；里奇只得用轮椅推她去。

感恩节的前几天，她又做了一次 CT 扫描，扫描显示培美曲塞（她的第三个药方）也没有效果。肺癌扩散了：从左胸扩散到右胸、肝脏、腹部内壁以及脊柱，她的大限快到了。

这是萨拉的故事向我们提出一个艰难问题的时刻，这是生活在现代医学时代的每个人都面对的问题：这时候，我们希望萨拉和她的医生怎么办？或者，换一种问法，如果你患上了转移性癌症，或者任何相似的晚期、不可治愈的疾病，你希望你的医生怎么办？

近年来，由于花费的原因，这个问题已经引起了关注。卫生保健费用的飙升已经成为多数老龄化国家长期支付能力的最大威胁，其中不可治愈的疾病占了很大的部分。在美国，25% 的医疗保险费用花在 5% 生命处于最后一年的病人身上，其中大部分的钱用在了最后几个月没有任何明显作用的治疗上。在这方面，美国经常被认为匪夷所思，但好像并非如此。来自其他国家的数据相对有限，但是在有数据的地方，例如荷兰和瑞士，结果同美国很相似。

癌症这类疾病的开支几乎遵循一种特定的模式。在进行癌症治疗的初期，花费很高，之后，如果一切顺利，花销会逐渐减少。例如，2011 年的一项研究发现，在诊断的第一年，乳腺癌患者的就医开销估计平均为 28 000

美元，其中大部分用于最初的诊断检验、手术，以及必要情况下的放疗和化疗。其后，开支降到一年 2 000 美元。而对于致命性癌症患者，开支曲线呈 U 形，晚期费用再次上升——转移性乳腺癌患者生命最后一年的平均支出为 94 000 美元。在以每月 12 000 美元的化疗、每天 4 000 美元的加强护理、每小时 7 000 美元的手术延缓死亡方面，我们的医疗系统表现得相当出色。但最终，死亡还是不期而至，却没有几个人懂得什么时候停止治疗最为理想。

在探视我们医院监护室的一位病人时，我停下来同当班的重症监护医生交谈。我同她在大学时代就认识了，她阴郁地说："我是在管理一个装满垂死病人的仓库。"她说，她这个监护室的 10 个病人中，只有两个有可能离开医院一小段时间。其中一位生命垂危的 80 岁的女病人，她患的是不可逆转的充血性心力衰竭，这是她三个星期内第二次进监护室，药物已使她失忆，全身大部分自然的腔孔和几处人工腔孔都插上了管子。还有一位 70 岁的老妇人，她的癌细胞已经转移到肺和骨头，她还患了只在疾病最后阶段才会发生的真菌性肺炎。她原本想要放弃治疗，但是在她的肿瘤医生的劝说下，她改变了想法，决定采用呼吸机和抗生素。还有一位 80 多岁的女士患了末期呼吸衰竭和肾衰竭，她已经入住监护室两周了。她丈夫在病了很长时间后已经过世，死前使用了饲管，做过气管造口术。她说过她不希望那样的死法，但是她的子女不让她走，要求医生采取各种措施：永久性气管造口术、饲管、透析导管。所以，这会儿她躺在那里，身体连接着那些泵，时而清醒，时而昏迷。

这些病人都早已知道自己病入膏肓。然而他们，连同他们的家人，都没有为最后的阶段做好准备。

"关于病人在生命终点的期望，我们同他们的交谈比他们之前对此问题的全部交谈都多得多，"我的朋友说，"但问题是，已经太晚了。"

2008 年，美国抗癌研究项目（Coping With Cancer project）发表的研究表明，使用机械呼吸机、电除颤、胸外按压，或者在临死之前入住监护室的末期癌症患者，其生命最后一周的质量比不接受这些干预措施的病人差很多。而且，在去世之后 6 周，他们的照料者患严重抑郁的可能性大了三倍。对大多数人来说，因为不治之症而在监护室度过生命的最后日子，完全是一种错误。你躺在那里，戴着呼吸机，每一个器官都已停止运转，你的心智摇摆于谵妄之间，永远意识不到自己可能此生都无法离开这个暂借的、灯火通明的地方。大限到来之时，你没有机会说"再见""别难过""我很抱歉"或者"我爱你"。

除了单纯地延长生命之外，重症患者还有其他的优先考虑事项。调查发现，他们的主要关注包括避免痛苦、加强与家人和朋友的联系、意识清醒、不成为他人的负担，以及实现其生命具有完整性的感觉。我们的技术性医疗体系完全不能满足这些需求，而这种错误的代价远不是金钱可以衡量的。因此，**问题不是我们如何能够承担这个系统的开支，而是怎样建立一个系统，能够在人们生命终结之时，帮助他们实现其最重要的愿望。**

***

过去，死亡过程通常更为突然，那时，我们不用考虑这样的问题。虽然有些疾病和状况有着延续很久的自然历程（肺结核就是一个经典的例子），但由于没有现代医学通过扫描在疾病的早期作出诊断、通过治疗延长生命，那时，从认识到危及生命的疾病到死亡之间一般也就是几天到几周的时间。想一想在现代之前，我们的总统怎样死去吧。1799 年 12 月 13 日，乔治·华盛顿在家里发生了喉部感染，第二天晚上就因此逝世。约翰·昆西·亚当斯、米勒德·菲尔莫尔和安德鲁·约翰逊都死于中风，都是中风后两天之内就亡故了。拉瑟福德·海斯心脏病发作，三天后就过世了。其他一些总统的死亡过程长些：詹姆斯·门罗和安德鲁·杰克逊死于渐进的、远为持久的（也极其令人恐惧的）结核性肺病。尤里塞斯·格兰特因口腔癌于一年之后过世。但是，正如生命末期研究者乔安妮·林恩（Joanne Lynn）的研究发现，人们一般以体验坏天气的方式体验危及生命的疾病——如同某种几乎不经预警、突然袭击的事物。你要么挺过去，要么挺不过去。

死亡曾经有一套规定的习俗与之伴随。死亡艺术方面的指南极其流行，1415 年出版的一个拉丁文版本在整个欧洲重印了 100 多版。人们认为应该坚韧地接受死亡，不应该害怕或者自怜，除了上帝的宽恕以外，不应该有别的希望。重申个人信念、忏悔自己的罪过、放弃尘世的财产和欲望至关重要，为了在最后的时刻使垂死者处于正确的心境，指南提供给家人需要为垂死者做的祷告和提出的问题。临终遗言具有特别尊崇的地位。

而如今，迅疾的、灾难性的疾病已成例外。对大多数人而言，死亡是在经历了漫长的医疗斗争，由于最终无可阻止的状况——晚期癌症、阿尔茨海默病、帕金森病、慢性器官衰竭（最常见的是心脏衰竭，其后依次是肺衰竭、肾衰竭和肝衰竭）或者只是高龄累积的衰弱，才缓缓而来的。在所有这些案例中，死亡都是确定的，但是，死亡的时间并不确定。于是每个人都与这个不确定性，与怎样、何时接受战斗失败进行抗争。至于临终遗言，却好像根本就不再有这回事了。技术可以在我们早已失去了意识和连贯性之后维持我们的器官。而且，在医疗使得连垂死者自己到底是谁都几乎不可能确定的情况下，你怎么去回应他的想法和关注点呢？某个患晚期癌症、阿尔茨海默病或者无法治愈的心脏衰竭的人，真的是处于垂死状态吗？

我曾经做过一位 60 多岁的妇女的外科医生。肠梗阻导致她结肠破裂、心脏病发作、感染性休克和肾衰竭，并引发剧烈胸痛和腹痛。我给她实施了急诊手术，切除了坏掉的那部分结肠，做了结肠造口术。心脏病医生采用支架打开了她的冠状动脉。我们让她上了透析机、呼吸机和静脉内喂养，她的病情稳定下来。然而，几周后，她的状况显然不会再得到改善。感染性休克导致心脏衰竭、呼吸衰竭，以及脚部干性坏疽，因此只得做截肢手术。其腹部巨大的、开放的创口流出肠容物，为使之愈合，有几周的时间，每天需要做两次清洗、两次换药。她不能吃东西。她需要做气管造口术。她的双肾都已摘除，需每周做三天透析。

她没有结婚，没有子女。于是，我和她的姐妹们坐在 ICU 的家属会见室，商讨是否进行截肢术和气管造口术。

"她要死吗？"其中一个姐妹问我。

我不知道如何回答她的问题，我甚至不再确定"死"这个字的意思。在过去几十年里，医学科学使得数百年来关于死亡的经验、传统和语言不再适用，并给人类制造了一个新的困难：如何死。

善终护理不是无所作为

一个春日周五的早晨，我和我们医院开办的善终服务科护士萨拉·克里德一起查看病房。我对善终服务了解不多。我知道善终服务有时在特定机构，但现今通常在家里，专门为晚期病人提供"安慰护理"；我知道为了让我的病人有资格享受善终服务，我得写一个说明，证明他的寿命不足 6 个月。我也不认识几个选择善终服务的病人，除非他们到了最后时刻，因为那时他们需要签署一份表单，表明他们理解自己的病属于晚期，理解他们要放弃旨在控制病情的医疗措施。我想象的善终服务就是吗啡滴注。但是，这位有着棕色头发、蓝色眼睛的前 ICU 护士对善终服务的理解可不是这样。在一个安静的早晨，她带着听诊器，敲响了波士顿马特攀区附近的丽·考克斯的家门。

进门的时候，克里德说："你好，丽。"

考克斯说："你好，萨拉。"她 72 岁。由于心脏病发作导致的充血性心力衰竭和肺纤维化（一种慢性的不可逆转的肺病），她的健康状况日益恶化，已经有几年了。医生试图用类固醇延缓病情，但是没效果。她在医院进进出出，情况一次比一次差。最终，她接受了善终护理，搬到一个侄女的家里，以求扶助。她依赖氧气，连最平常的事务都不能自理，仅仅是开个门，都令她上气不接下气，她的身后还拖着一根近 10 米长的氧气管。她站着休息了一会儿，嘴唇噘起，胸口上下起伏着。

我们一起步入厨房就座的时候，克里德轻轻挽着考克斯的手臂，询问她的情况，然后又问了一连串的问题，这些问题都是针对晚期疾病患者可能发生的情形。痛吗？胃口怎样？口渴吗？睡眠如何？有没有意识混乱、焦虑或者心神不宁？呼吸急促的情况有没有恶化？有没有胸痛或者心悸的情况？腹部有没有不舒服？有没有便秘、排尿或行走问题？

考克斯的确有一些新的麻烦。她说从卧室去卫生间现在要用 5 分钟才能喘过气来，这让她很惧怕。她还觉得胸痛。克里德从她的医用包里拉出血压表套袖。考克斯的血压还行，但是心率太快。克里德听她的心脏，跳动的节律正常；听她的肺，能听见肺纤维化发出的纤细的噼啪声以及一种新的喘息声。她的脚踝肿胀积液。克里德要求看药盒，结果发现考克斯已经没有心脏病药了。她要求看看考克斯的氧气机。考克斯整洁的床下放着液态氧气瓶，里面注满了水，氧气机工作正常。然而，吸入治疗用的喷雾器坏了。

由于没有心脏病药物，没做吸入治疗，也就难怪她的状况恶化了。克里德给考克斯的药房打电话，药房说补充药物早就给她准备好了。于是，克

144

里德联系考克斯的侄女，让她在下班回家的时候顺路去药房取药。她还致电喷雾器供应商，让他们当天提供紧急服务。

然后，她同考克斯在厨房交谈了几分钟。考克斯情绪低落。克里德握着她的手安慰她，说一切都会好起来的。她提醒考克斯她曾经有过的好时光——比方说，上个星期，她戴着活动氧气瓶，和她侄女一起去商场购物，还染了头发。

我问起考克斯早年的生活。她曾在波士顿的一家工厂制作收音机。她和丈夫有两个儿女及 7 个孙子女。

当我问起她为什么会选择善终护理的时候，她显得很沮丧。她说："肺科医生和心脏科医生说他们对我已经无能为力了。"克里德盯了我一眼。我的问题使得考克斯又难过起来。

她的故事是衰老的考验叠加上她知道早晚会要她命的疾病的考验。"有我侄女和她丈夫每天照看我，这很好，"她说，"但是，这里不是我的家。我觉得我自己碍手碍脚的。"又是一个多代同住的生活不符合其令人怀念的情形的事例。

克里德抱了抱她，在离开之前最后一次叮嘱起来。她问道："如果胸痛持续，你怎么办？"

考克斯说："吃一粒硝酸甘油片。"

"然后呢？"

"给你打电话。"

"电话号码是？"

她指了指贴在电话机旁边的 24 小时善终服务呼叫电话。

出门后，我承认我不理解克里德做的事情。她所做的大量工作好像目的在于延长考克斯的生命。但善终服务的目的不是顺其自然吗？

克里德说："那并不是我们的目的。"她解释说，**标准医疗和善终护理的区别并不是治疗和无所作为的区别，而是优先顺序的不同。**普通医疗的目标是延长生命。为了有机会获得未来时间，现在，我们要牺牲你的生存质量——通过手术、化疗、把你送到监护室。而善终服务是让护士、医生、牧师以及社工帮助致命疾病患者在当下享有可能的最充分的生活——很像疗养院改革者们安排员工帮助严重失能者的方式。对于绝症，这意味着致力的目标是解除疼痛和不舒服，或者尽量保持头脑清醒，或者偶尔能和家人外出——而不是只关注考克斯生命的长短。尽管如此，她转入善终服务时，她的医生认为她最多还能活几个星期，而她接受的支持性善终治疗已经让她活了一年了。

作出善终服务的决定并不容易。善终服务护士在一个奇异的时刻进入病人的生活——他们明白自己患了绝症，但是不一定承认自己行将死去。克里德说："我觉得进入善终服务阶段的人，只有 1/4 接受了自己的命运。"她最初遇见病人的时候，大多数病人觉得自己被医生放弃了。"99% 的人明白他们要死了，但是 100% 的人都希望不要死，"她告诉我，"他们仍然希望战胜疾病。"最初的探视往往比较微妙，但是她已经找到了缓和局面的办法。"一个护士有 5 分钟的时间让别人喜欢你、信任你，这全在于如何表现自己。我不是来说'我很难过'的。相反，我会说：'我是善终服务护士，我可以做一些事情使你的生活更好过一些。我知道我们没有很多时间可以浪费。'"

她和戴夫·加洛韦就是这样开始的。戴夫是她离开考克斯家后探望的另一位病人。他 42 岁，和妻子莎伦都是波士顿的消防队员，他们有一个 3 岁的女儿。他患了胰腺癌，已经扩散；现在他的上腹部因肿瘤而变得硬邦邦的。在过去的几个月里，疼痛常常无法忍受，他几次由于疼痛危机入院治疗。最近一次住院是大约一周以前，医生发现肿瘤已经钻进了他的小肠，连临时解决这一问题的办法都没有。医生让他开始静脉营养，并给他两个选项：进监护室和回家采用善终服务。他选择回家。

克里德告诉我："我希望我们能更早介入。"加洛韦回家后，她和善终服务负责医生乔安妮·诺瓦克对他的状况进行了评估。他似乎没几天好活了。他的双眼空洞，呼吸困难，整个下半身胀满了液体，皮肤水肿、潮湿。腹部疼痛几乎令他神志混乱。

他们立即着手工作。他们架了一个疼痛泵，上面有按钮，使戴夫可以给自己注入超出过去医生允许的麻醉药剂量。他们给他安排了一张电动病床，这样他可以背靠床头睡觉。他们还教莎伦如何让戴夫保持清洁、保护他的皮肤不受损害，以及如何处理将来会发生的危机。克里德告诉我，她工作的一部分是评估病人的家人。她觉得莎伦非常能干，并有决心照顾她丈夫到底，也许因为她是一个消防队员，她有韧性和能力做得到。她不想雇私人值班护士，而是选择自行打理一切——从整理静脉注射线到换洗床上用品到需要帮忙的时候及时安排家人援手。

克里德安排通过联邦快递投递一个专门的"安慰包"（comfort pack），放在戴夫床头的迷你冰箱里头。安慰包里有一剂针对剧烈疼痛或者呼吸急促的吗啡、治疗焦虑的劳拉西泮以及治疗呕吐、谵妄和发烧用药等五六种药品；生命最后几小时，上呼吸道会发出嘎嘎声、会潮湿，为此他们为他准备了起干燥作用的阿托品。如果出现任何上述问题，她要莎伦致电全天候值班的善终服务护士，护士会指导她使用哪一种急救药，如果需要，护士会前来帮忙。

戴夫和莎伦终于可以在家里睡上一整夜的觉了。克里德或者另外一位护士每天来看他，有时候一天来两次。那一周，莎伦打了三次应急善终服务热线，请求协助她处理戴夫的疼痛危机和幻觉。几天以后，他们甚至能够出门去他们喜欢的一个餐馆；他不饿，但是他们享受仅仅去那儿的过程以及由此产生的回忆。

莎伦说，目前为止，最艰难的决定是要不要放弃戴夫每天两次接受的两升静脉营养。虽然这是他唯一的卡路里来源，但是，善终服务人员鼓励他停止采用，因为他的身体看起来并没有吸收这些营养。灌入的糖、蛋白质和脂肪使得皮肤肿胀、呼吸急促更加严重，戴夫也更加痛苦——所以何苦呢？他们的咒语是：活在当下。莎伦有所犹豫，因为她怕饿着他。然而，在我们到访之前的那个晚上，她和戴夫决定试着停止静脉营养。结果，第二天早晨，肿胀就明显减轻了。他可以行动更多，不适感也减少了。他还开始吃几口饭食——只是尝尝味道。这让莎伦对他们的决定感觉好受了一些。

我们到的时候，戴夫刚洗完澡，正准备回到床上。他把手臂搭在妻子的肩上，脚基本上是在拖着走。

"他最喜欢的莫过于洗一个长长的热水澡了，"莎伦说，"如果可以的话，他会生活在淋浴器下面。"

戴夫身穿新睡衣，坐在床边喘粗气。克里德跟他说话的时候，他的女儿阿什莉在屋里跑进跑出，往她爸爸的怀里扔毛绒玩具，头发上扎的珠子饰品一闪一闪的。

"你的疼痛处于 1 到 10 级的哪一级？"克里德问道。

他说："6 级。"

"你摁过疼痛泵吗？"

他没有马上回答。过了一会儿，他承认："我有点儿犹豫。"

克里德问："为什么？"

他说："那感觉像是一种失败。"

"失败？"

"我不想成为一个药物成瘾者，"他解释说，"我不希望需要这个。"

克里德跪在他跟前。"戴夫，我不认识任何一个不用药能够对付这种疼痛的人，"她说，"这不是失败。你有漂亮的妻子和女儿，在疼痛的情况下，你没法欣赏她们。"

阿什莉把一匹小马递给爸爸。戴夫看着女儿说："你说得对。"随后他摁下了按钮。

戴夫·加洛韦一周后去世——死的时候，他在家里，很安宁，家人围在他身边。之后一周，丽·考克斯也去世了。但是，似乎是为了表明人类对规律是多么抵制，考克斯至死也没有接受她的病无法治愈的事实。所以，当家人在一个早晨发现她心脏停搏的时候，他们遵循她的意愿，打了911，而不是呼叫善终服务热线。急救医护人员、消防队员和警察匆匆赶到。他们脱下她的衣服，按压她的胸部，将管子插入她的呼吸道，往肺里灌氧，试着看能否让她的心脏恢复跳动。但是，这些措施对于临终患者很少奏效。在她身上，他们同样没有成功。

善终服务试图提供一种死亡方式的新范式。虽然并不是每个人都接受其主张，但是，**那些接受的人在为我们这个时代展现一种死亡艺术。**这么做代表着一种抗争——**不仅仅是抗击痛苦，同时也是抗击医学治疗看似不可阻挡的势头。**

100种治疗方法不一定能有一种有用

就在感恩节前，萨拉·莫诺波利、她丈夫里奇和她的妈妈多恩·托马斯和马尔库克斯医生会面，商讨她剩下的选项。到现在为止，萨拉已经经历了三轮化疗，几乎都没什么效果。也许马尔库克斯本来可以同她谈谈在死亡临近的时候，她最想要什么以及怎样帮助她实现愿望。但是，萨拉和她的家人传递的信号是，他们只想讨论下一步治疗选项。他们不想讨论死亡。

后来，在她死后，我同萨拉的丈夫及父母交谈。他们指出，萨拉知道她的病治不好了。在她得知诊断结果并产下女儿之后的那个星期，她阐明了自己死后对薇薇安养育问题的愿望。她几次告诉家人她不想死在医院，希望在家里安宁地度过最后的时刻。但是，那种时刻可能很快来临、她的病无法延缓，这样的前景，据她妈妈说，"她和我都不愿意讨论"。

她的父亲加里和她的双胞胎姐姐艾米丽仍然怀着治愈的希望。他们觉得，医生们看得还不够仔细。加里说："我就不相信没有办法。"对于里奇，萨拉的病让他觉得迷惘："我们有了孩子，我们还很年轻。这太令人震惊、太奇怪了。我们从来没有讨论过停止治疗的话题。"

马尔库克斯打量了一下房间。作为有着近 20 年肺癌治疗经验的医生，他经历过很多这样的谈话。他有一种平静、令人宽心的气质，有着明尼苏达州人避免冲突和过于亲密的倾向。他尽量科学地对待各种决定。

他告诉我："我知道我的多数病人都会死于他们的病。"数据显示，第二轮化疗失败后，肺癌病人很少经由进一步治疗获得更长的存活时间，而且往往还要承受严重的副作用。但是，他也有自己的希望。他告诉他们，在某个时候，"辅助治疗"（supportive care）是他们可以考虑的一个选项。但是，他接着说，也有实验性治疗方法。他告诉他们几种正在试验阶段的疗法。最有前景的是辉瑞制药公司开发的、针对她细胞中的一种突变的药。这种药太新了，甚至连名字都还没有，只是一个编号——PF0231006，而这也使它更加诱人。

这种药有一些悬而未决的问题，其中之一是，科学家都还不知道安全剂量。这种药还只处于一期试验阶段——这个阶段是为了测定各种剂量的毒性，而不是为了测定疗效。而且，在皮氏培养皿里做的这种药杀灭她那种癌细胞的测试表明，它没有效果。但是，马尔库克斯认为这些都不是决定性的障碍，而只是消极因素。关键问题是，测试规则将萨拉排除在外，因为她那个夏天出现了肺栓塞。要想加入试验，她得等待两个月，以使这一症状完全消除。与此同时，他建议尝试另外一种叫作长春瑞滨的药物进行常规化疗。萨拉在感恩节后的那个星期一开始接受这项治疗。

现在，我们值得停下来考虑一下刚刚发生的事情。一步一步地，萨拉最后到了第四轮化疗，这次化疗只有极小的改变病程的可能，却有极大的导致她越来越衰弱的副作用。一次为不可避免的事做准备的机遇又与她擦肩而过，而这种情况的发生都是由于一个普遍存在的情形：病人和家人没做好面对疾病事实的准备。

我问马尔库克斯，末期肺癌病人第一次来看病的时候，他希望实现什么目标。"我在想，我能让他们好好活一年或者两年吗？"他说，"那是我的期望。对我来说，她那种病人可以拖个三四年。"但这不是人们想听的。"他们想的是10年、20年，你经常听到这样的说法。但换成是我，也是一样的。"

你会以为医生在这方面做好了解决困难局面的充分准备，但是，至少有两个问题构成了阻碍。第一，我们自身的观点可能不切实际。社会学家尼古拉斯·克里斯塔基斯（Nicholas Christakis）[①]主持的一项研究访谈了近500位绝症患者的医生，询问他们认为病人会活多久，然后追踪病人。63%的医生高估了病人的存活时间，只有17%的医生低估了病人的存活时间，平均过高估计达530%。医生越熟悉病人，出错的可能性就越大。

第二，我们常常连这类估计都会避免说出口。研究发现，虽然在癌症无法医治时，医生一般会告诉病人，但是，大多数医生即便在被追问的情况下也不情愿作出特定的预测。40%的肿瘤医生承认，他们给病人提供他们相信不太可能有效果的治疗。在"顾客永远是对的"这一时代背景下，医患关系越来越错位了，医生尤其不愿意摧毁病人的期望，对过于悲观的担忧远远多于过于乐观，而且谈论死亡极其令人忧虑。当你有一个类似萨拉·莫诺波利那样的病人，你最不想做的就是揪住真相不放。我知道这一点，因为马尔库克斯并不是唯一一个避免同她做这种谈话的人。我也是。

那个初夏，PET扫描显示，除了肺癌，她还有甲状腺癌，而且已经扩散到颈部淋巴结。我应邀参与会诊，决定是否手术。这第二个与肺癌无关的癌实际上是可以手术的。但是，甲状腺癌要几年时间才会致命。早在甲状腺癌引起任何麻烦之前，肺癌几乎肯定会终结她的生命。考虑到手术涉及的范围以及潜在的并发症，最好的办法就是什么都不做。但是，对萨拉解释我的建议就意味着要正视肺癌的致死性，而我并没有做好这么做的准备。

萨拉坐在我的诊室。第二个癌症的发现似乎并未令她气馁，她看起来

[①] 古拉斯·克里斯塔基斯，社会学家，耶鲁大学社会与自然科学斯特林教席。更多信息，可参阅克里斯塔基斯的著作《大连接》与《蓝图》，均已由湛庐策划出版。——编者注

决心已定。她读过介绍甲状腺癌治疗效果良好的文章，所以她已经做好了手术准备，急切地想讨论手术时间。我感觉自己被她的乐观情绪感染了，心想：如果我错了呢？如果她被证明是那个逃脱了转移性肺癌的奇迹病人呢？我怎么可以不治疗她的甲状腺癌呢？

我的解决办法是完全避开这个主题。我告诉萨拉，关于她的甲状腺癌有相对好的消息——发展慢、可治疗。但是，我说，首要的问题是她的肺癌，我们还是不要为此耽搁肺癌的治疗。我们可以先对甲状腺癌进行监测，几个月后再安排手术。

我每6周见她一次，发现她的身体一次比一次衰弱。然而，即便是坐着轮椅，萨拉每次来都面带微笑、化着妆，为免刘海挡住眼睛，她用发夹把刘海夹了起来。一些小事情也会令她发笑，比方说管子在她衣服下面形成的奇怪的突起。她什么都愿意尝试，我发觉自己的注意力也集中在了肺癌的试验疗法上。在一种化疗方法稍微缩小了她的甲状腺癌后，我甚至给她提出试验疗法抗击她的两种癌症的可能性。这完全就是幻想，而讨论一种幻想比讨论眼前发生的事更容易——不那么易动感情、不那么令人焦躁，也不那么容易引起误解。

夹在癌症和化疗之间，萨拉的身体稳步衰退。多数时候她都在睡觉，无力出门做任何事。12月份的门诊报告说她呼吸急促、干呕、咯血、极度疲乏。除了胸腔引流管，她还需要每周或者每两周做一次腹部针管引流，以解除因癌症产生的几升腹部积液的严重压力。

12月份的CT扫描显示，肺癌在向她的脊柱、肝区及整个肺部蔓延。在我们第二年1月份见面的时候，她只能缓慢地挪动，明显很不舒服。她的下肢肿得厉害，皮肤绷得紧紧的。她说不了一句话就要停下喘气。到2月份的第一周，她需要在家里吸氧才能呼吸。然而，肺栓塞已经过去足够长的时间了，她可以开始使用辉瑞公司的试验药了。她只需要再做一套扫描以期确认她符合试验条件。扫描发现癌症已侵犯到脑部，至少有 9 个大小达 1.3 厘米的转移性肿瘤分布在两个大脑半球。实验药物不具备穿透血脑屏障的能力，PF0231006 对她不会有作用。

然而，萨拉、她的家人和她的医疗团队仍然处于战斗模式。在 24 小时之内，萨拉被带到医院看放射科医生，试图通过全脑放疗减少转移癌细胞。2 月 12 日，她完成了 5 天的放射治疗，这使得她无限疲乏，几乎不能下床。她几乎什么都没吃，体重比秋天时减轻了 11.5 千克。她对里奇承认，两个月前，她就出现了复视，并且已经感觉不到自己的双手。

他问她："你之前为什么不说？"

"我只是不想停止治疗，"她说，"如果他们知道，他们会让我停止的。"

放疗后，她得到两周的时间恢复体力。当时我们又有一种不同的试验药可以给她试用，这是一个小生物技术公司的产品。医生计划让她从 2 月 15 日开始服用。她的机会在迅速减少，但是谁会说没有机会呢？

1985 年，古生物学者、作家斯蒂芬·杰伊·古尔德（Stephen Jay Gould）发表了一篇不寻常的文章，题目是《中位数并不是要旨》（*The Median Isn't the Message*），那是在三年前他被诊断患有腹部皮脂瘤之后。腹部皮脂瘤是一种罕见的、致命的癌症，通常与接触石棉有关。得知诊断结果后，他去了一所医学图书馆，找出了关于这种病的最新研究论文。"文献说得再清楚不过了：皮脂瘤无法治愈，在发现以后，中位存活期仅有 8 个月。"他写道。这个消息对他是毁灭性的。但是，他开始查看病人存活曲线图。

古尔德是一位博物学者，他会更注意曲线中点周围的变化，而不是曲线本身。这位博物学家看到的是显著的变化。病人并不集中在中位存活期，而是往两个方向形成扇形分布。而且，在曲线的右侧，是一根长长的（尽管很细）存活期超过 8 个月的病人的线尾。他在这里找到了安慰，他能够想象自己的存活期沿着那根长长的线尾远远向前延伸，而且他的确活了下来。手术和试验性化疗后，他又活了 20 年，于 2002 年年满 60 岁时死于与皮脂瘤无关的肺癌。

"我认为，把接受死亡等同于拥有内在尊严的观点太过流行了，"他在 1985 年的一篇文章中写道，"当然，我同意《圣经·传道书》中说的'生有时，死有时'——当我活到头的时候，我希望能平静地面对生命的终点，并且是以我自己选择的方式。然而，大多数情况下，我更喜欢这种更富战斗性的观点，即死亡是最终的敌人——我觉得那些对光的熄灭愤怒不已的人没什么好责备的。"

每次接手绝症病人，我都会想起古尔德和他的文章。这些人几乎总是有一些活得很长的可能性，不管这种可能性多么微弱。寻找这种可能性有什么错呢？在我看来，这没什么错，除非这意味着我们不去为比这种可能性大得多的结果做准备。麻烦在于，我们的医疗体系和文化都是围绕着那个微弱的可能性建立的。我们创设了一个数万亿美元的知识大厦，发行医学版的彩票——那些彩票几乎 100% 不会中奖，而让病人为此做好准备的系统仅仅还只是一个雏形。希望不等于计划，但是，希望却成了我们的计划。

尽全力救治也许不是最正确的做法

对萨拉来说，不会有什么奇迹般的康复，而当终点来临的时候，她和她的家人都没有思想准备。"我一直希望尊重她安宁地在家里去世的要求,"里奇告诉我,"但是我不相信我们做得到。我根本不知道怎么做。"

2月22日,一个星期五的早晨,萨拉开始新一轮化疗之前三天,里奇一觉醒来,发现妻子直挺挺地坐在他身边,双臂撑持着前倾的身体,双目圆睁,拼命吸气。她脸色苍白,呼吸急促,大口大口地吸着气,每吸一口气,身体就随之颤抖。她看起来好像快要淹死的人一样。他打开她鼻管的氧气,但是情况并未好转。

"我要撑不住了,"她一字一顿地说,"我害怕。"

他们的冰箱里没有急救盒,也没有善终服务护士可以致电。他如何知道这个新情况是否可以解决?

他对萨拉说,一起去医院。他问她要不要开车,她摇头,于是他打了911,并把当前情况告诉了隔壁房间的岳母多恩。几分钟后,消防队员从楼梯冲进她的房间,外面警笛声声哀号。他们用担架把萨拉抬进救护车时,多恩泪流满面地出来了。

"我们会处理好这事的。"里奇告诉她。他对自己说,这只是又一次去医院,医生会想办法医治她的。

到了医院,医生诊断萨拉患了肺炎。这让家人很懊恼,因为他们觉得已经采取了一切措施控制感染。他们一丝不苟地洗手,限制带小孩的客人来访,甚至小薇薇安只要有一丝丝流鼻涕的征兆,他们也会限制萨拉和她待在一起。但是,几轮放疗、化疗和扩散的癌细胞正在逐渐削弱萨拉的免疫系统以及她清除肺部分泌物的能力。

另一方面,肺炎这一诊断结果倒令人安心了,因为只是感染,是可以治疗的。医疗组安排萨拉静脉输抗生素，通过口鼻罩给她进行大流量的输氧。家人围在她的床边，祈盼抗生素生效。他们彼此安慰说，问题是可以逆转的。但是，从当天晚上起，直到第二天早晨，她的呼吸变得越来越困难。

"我想不出一件好玩的事可以说。"当她们的父母在一旁围着时，姐姐艾米丽对萨拉说。

"我也是。"萨拉咕哝着说。后来，家人才意识到，那是他们听到萨拉说的最后几个字。之后，她时醒时晕。医疗组只剩下一个选项：给她戴呼吸机。萨拉是个战士，对不对？战士的下一步就是升级到监护室。

***

这是一个现代社会才有的悲剧，并且已经重演了千百万次了。**当我们无法准确知道还有多少时日时，当我们想象自己拥有的时间比当下拥有的时间多得多的时候，我们的每一个冲动都是战斗，于是，死的时候，血管里留着化疗药物，喉头插着管子，肉里还有新的缝线。**我们根本是在缩短、恶化余下的时间，可是这个事实好像并没引起什么注意。我们想象自己可以等待，直到医生告诉我们他们已经无计可施。但是很少有医生已经无计可施的时候——他们可以给病人功效未知的有毒药品，手术摘除部分肿瘤，如果病人不能吃东西，就给他植入饲管，总会有办法的。我们想要这些选择，但这并不是说我们自己急切地想要做这样的选择。事实上，我们经常根本就没做选择。我们依靠默认项，而默认项是：采取措施。治疗点儿什么！有解决办法吗？

有一个思想流派认为，问题在于市场力量缺位。如果是绝症病人，而不是保险公司或者政府，必须支付由于他们选择治疗而不是善终服务所产生的额外费用，他们就会更多考虑利弊。末期癌症病人不会花 8 万美元买最多能让他们多活几个月的药，末期心力衰竭病人不会为了最多多活几个月而花 5 万美元买除颤器。但是这种论点忽视了一个重要的事实：做这些治疗的病人想的不是增加几个月的寿命。他们想的是增加数年，他们想的是至少要拥有得到那张彩票的机会——使他们的病可能甚至都不再是问题的机会。而且，如果我们想在自由市场买些什么，或者想从政府税收那里获得什么，那就是要保证在我们觉得自己需要这些选项时，我们无须考虑花费。

这就是为什么那个以 R 开头的词，即"定量供给"（rationing），依然是一种强有力的指控的原因。对于发现自己身处其中但是又害怕讨论细节的情形，社会上存在着广泛的忧虑，因为似乎市场解决办法的唯一替代方案就是彻底的配给制——有些人指责这是"死亡决定团"。在 20 世纪 90 年代，保险公司曾经尝试挑战绝症案例中医生和病人的治疗决定，但结果适得其反，其中妮琳·福克斯的案子差不多终止了这项策略。

福克斯是加利福尼亚州特米库拉居民，1991 年被诊断患了转移性乳腺癌。当时她 38 岁。手术和常规化疗都失败了，癌症转移到了骨髓，这是一种绝症。南加州大学的医生推荐她采用一种激进但是好像有希望的新疗法——大剂量化疗及骨髓移植。这是福克斯的一个治愈机会。

她的保险公司健康网（Health Net）拒绝支付治疗费，理由是这是一种实验性治疗，效果未经证明，根据她的保险条款，应被排除在赔付范围之外。保险公司敦促她向一个独立的医疗中心寻求第二种意见。福克斯拒绝了——他们是谁，竟然要她寻求另一种意见？她的生命处于危险关头。她通过慈善捐款募集到 21.2 万美元，自己支付了治疗费，但是，治疗时机延迟了。治疗之后 8 个月，她去世了。她丈夫起诉健康网不守信用、违反合同、故意施加情绪损害，要求对方支付惩罚性赔偿，并获得了法庭支持。陪审团判健康网赔偿 8 900 万美元，健康维护组织（HMO）的执行官们被视为杀人犯，有 10 个州的法律要求保险公司支付乳腺癌患者骨髓移植手术费。

健康网是对的，但这无关宏旨。研究最终证明，这种治疗对乳腺癌患者没有作用，实际上还缩短了生命。但是，陪审团的决定震惊了美国保险业，就绝症问题质疑医生和患者的治疗决定被判定为政治自杀。

2004 年，另一家保险公司，安泰保险公司（Aetna）的执行官决定尝试一种不同的方法。他们不是减少患绝症的保险客户的积极治疗选项，而是尝试增加善终服务选项。安泰发现，只有少数病人停止祛病疗法而加入善终服务。即便这么做，也往往是在非常晚期的时候。于是公司决定尝试：预期寿命不到一年的保险客户可以在不放弃其他治疗的条件下接受善终服务。只要愿意，像萨拉·莫诺波利这样的病人就可以继续做化疗、放疗和住院，但是，她也可以在家里享有善终服务团队的服务，主要满足她过好当下可能的最佳生活的需要，以及在她某天早晨醒来发现无法呼吸时，给她提供帮助。

针对这项"同时治疗"项目为期两年的研究发现，参加项目的病人同时采用善终服务的可能性高出很多：数字从 26% 跃升到 70%。这并不令人吃惊，因为他们并没被迫放弃任何东西。令人吃惊的是，他们却自愿放弃了一些东西：他们看急诊的频率只是控制组病人的一半，他们住院和入住 ICU 的情况下降了 2/3 以上，总体支出差不多降低了 1/4。

结果令人既震惊又费解，因为使得这种方法有效的原因并不那么显而易见。安泰保险公司为一组覆盖面更广泛的绝症患者提供了一种更加低调的"同时治疗"项目。这些病人适用传统善终服务条款——为了获得使用善终服务的资格，他们必须放弃祛病疗法。但是，无论哪种方式，他们都会接到姑息护理（palliative care，也译作安宁护理）护士的电话，得到从疼痛控制到填写生前预嘱方面的支持。这些病人参加善终服务的数量也攀升到了70%，接受医院服务的情况也显著下降。老年病人采用 ICU 的情况下降了85% 以上，满意度大大上升。这是怎么回事？项目领导觉得他们只是给重症患者提供了有经验和专业知识的人，同他们讨论他们日常关切的问题。某种程度上，仅仅是交谈就够了。

这个解释的可信度可能会受到怀疑，但是，近年来，支持这个解释的证据增加了。美国抗癌研究项目的研究表明，2/3 的末期癌症患者报告说他们没有同医生讨论过临终护理目标，尽管他们距离死亡平均只有 4 个月。但是，同医生讨论过这个问题的另外 1/3 的患者很少做心肺复苏、戴呼吸机、死于 ICU。他们大多数加入了善终服务。他们经受的痛苦更少，身体能力更强，能够更长时间地同他人进行更好的沟通。此外，这些病人在去世半年后，他们的家人患持久的严重抑郁的概率非常小。换句话说，同医生就临终偏好进行实质交谈的病人在死的时候更平静，对自己的状况有更好的控制，也免除了家人的痛苦。

2010 年，麻省总医院一项里程碑式的研究提供了更加令人惊异的结果。研究人员随机让 151 位像萨拉那样的四期肺癌患者任选两种可能的治疗方法之一。一半人接受常规肿瘤治疗，另一半则在接受常规肿瘤治疗的同时也接受姑息治疗专家的访问。这些专家善于防止和解除病人的痛苦，无论病人是否生命垂危，见这些专家都有益无害。如果一个人患有严重的、复杂的疾病，那么，姑息治疗专家乐于帮忙。在研究中，专家们会同病人讨论情况恶化时，病人的目标和优先考虑事项是什么。结果，看姑息治疗专家的病人更早停止化疗，更早开始善终服务，在生命末期遭受的痛苦更少——并且寿命增加了1/4。也可以说，医学决定显著失败了，其失败程度已经到了不是帮病人面对死亡的主题，而是一味地给病人造成伤害。如果"临终讨论"是一种实验性药物，我想美国食品药品监督管理局（FDA）会批准的。

选择善终服务的病人展示的效果同样惊人。像很多人一样，我原本以为善终治疗会加快病人死亡的速度，因为病人放弃了医院治疗，又使用大剂量的麻醉药镇痛。但是多项研究发现，情况并不是这样的。在一项研究中，研究人员跟踪了联邦医疗保险的 4 493 位末期癌症患者和末期充血性心脏病患者。研究人员发现，乳腺癌患者、前列腺癌患者和直肠癌患者参加善终服务与否，在存活时间上没有差异。奇怪的是，对于有些病人，善终服务似乎还延长了存活时间。胰腺癌患者平均多活 3 周，肺癌患者 6 周，充血性心力衰竭患者则是 3 个月。其中的教训几乎具有禅意：**只有不去努力活得更长，才能够活得更长。**

＊＊＊

仅仅是谈话就可以实现这样的效果吗？我们来看看威斯康星州拉克罗斯的例子，其老年居民的临终住院开支通常较低。在过去的 6 个月，联邦医疗保险数据显示，他们的平均住院时间比全美平均水平低 50%，而且没有迹象显示医生或者病人过早停止了治疗。尽管肥胖和抽烟的比例与全美平均水平一致，居民的平均寿命却比全美平均寿命长 1 年。

有一天晚上，我同在 ICU 值班的冈德森·路德医院（Gundersen Lutheran Hospital）重症护理专家格雷戈里·汤普森（Gregory Thompson）进行了交谈，他同我一起翻看他的病人名单。在大多数方面，他的病人跟其他 ICU 的病人一样，病得很重，经历着生命中最危险的日子：一位女士的毁灭性肺炎导致多器官衰竭，一位 60 多岁的男士由于肠破裂引起了不可控的感染和心脏病发作。然而，这些病人和我工作中接触过的 ICU 病人截然不同：没有一个绝症患者，没有一个人在抗击末期转移性癌症、无法医治的心力衰竭或者阿尔茨海默病。

汤普森说，要理解拉克罗斯为何如此得回到 1991 年。当时，当地的医疗界领导引领了一场本系统内部的运动，让医务人员和病人讨论临终愿望。几年之间，这已成为所有入住医院、疗养院或者辅助生活机构的病人的一项常规项目，他们同富有这类谈话经验的人坐下来，完成一项浓缩成 4 个关键问题的多项选择表。在生命的这个时刻，他们要回答以下 4 个问题：

● 如果你的心脏停搏，你希望做心脏复苏吗？

● 你愿意采取如插管和机械通气这样的积极治疗吗？

● 你愿意使用抗生素吗？

● 如果不能自行进食，你愿意采取鼻饲或者静脉营养吗？

到 1996 年的时候，已故的拉克罗斯居民中，85% 的人都填写了一份这样的书面生前声明（一开始只有 15%），医生几乎了解每一位病人的指示，并按照指示办。汤普森说，这种机制的存在使他的工作简单了很多。但这并不是因为每次病人来到他的科室的时候，细节都已经对他阐明清楚了。

他告诉我："这些事情并不是已经铁板钉钉了。"不管人们在纸上写下了"是"或者"否"，你都会发现其意思含有细微差别和复杂性。"但是我们发现，这方面的讨论大都早已经进行过了，而不是等到了 ICU 才做讨论。"

病人是去医院生孩子，还是因为阿尔茨海默病住院，在不同情况下，他们对问题的回答是不一样的。但是在拉克罗斯，这一系统的存在意味着，病人及其家人在发现自己陷于深重的危机和惊恐之前，基本上已经就他们想怎么样和不想怎么样做过讨论了。但在病人愿望不明晰的时候，汤普森说："家人也更愿意进行讨论。"最重要的是讨论，而不是问题单。讨论使得拉克罗斯的临终开支比全美平均水平低了一半，原因就是这么简单又不失复杂。

临终讨论专家的话术

一个冬日的星期六早晨，我和前一晚我给做了手术的女士见面。妇科医生在给她做卵巢囊肿摘除手术的过程中，发现她的结肠癌具有转移性。作为普外科医生，我被叫去看看可以采取什么样的措施。我为她做过结肠癌切除术，但是，癌细胞已经全面扩散了，我没法全部切除。我先做了自我介绍，接着那位女士开始诉说——有个住院医师告诉她在她体内发现了一个肿瘤，而她刚刚做完结肠癌手术……

我说，是的，是我切掉的"主要涉及区域"。我告诉了她切除的结肠部分的长度，以及恢复情况会怎么样——什么都说了，除了肿瘤的涉及范围。这时，我想起自己对萨拉·莫诺波利的小心翼翼，以及所有的研究都讲到医生多么拐弯抹角。于是，当她要我多给她讲讲癌症的情况时，我解释说，癌症不仅扩散到了卵巢，同时也扩散到了淋巴结，已经不可能切除全部癌包。但是我发现自己说完这些以后，几乎立即尽量降低悲观的程度——"我们会请肿瘤医生来，"我匆忙补充道，"化疗对这些情况很有效。"

她默默地听着这个消息，低头看着覆盖着她躯体的被单，无疑，她的身体正在造反。接着，她抬眼看着我，问道："我会死吗？"

我退缩了。"不会，不会，"我说，"当然不会。"

几天后，我又试了一次。"我们没有治愈的办法，"我解释道，"但是治疗可以抑制这种病很长的时间。"我说目标是尽可能"延长你的生命"。

接下来的几个月、几年，她开始化疗，我一直跟踪她的情况。她的情况还不错。目前为止，癌症被控制住了。有一次，我向她和她丈夫问起我们的初次谈话。他们的记忆不那么愉快。"你用的那句'延长你的生命'，听起来太……"她不想显得苛刻。

"那是直言不讳。"她丈夫说。

"听起来很刺耳。"她回应道。她觉得我好像把她扔下了悬崖。

我找到我们医院的姑息护理专家苏珊·布洛克（Susan Block）交谈。她做过几千次这类艰难的谈话，在培训医生及相关专业人士就临终问题与病人及其家属打交道方面，是全美公认的先驱。"你必须理解，"布洛克告诉我，"家庭会议是一个步骤，它所需要的技术并不亚于做一次手术。"

这里涉及一个观念性的基本错误。大多数医生认为，讨论绝症的主要目的是决定病人想要什么——要不要化疗，是否希望心脏复苏，是否采用善终服务。我们着力于陈说事实和选项。但是，布洛克说，这是错误的。

"主要任务是帮助人们应对各种汹涌而来的焦虑——对死亡的焦虑，对痛苦的焦虑，对所爱的人们的焦虑，对资金的焦虑。"她解释说，"人们有很多担忧和真正的恐惧。"一次谈话并不能涉及所有问题。**接受个人的必死性、清楚了解医学的局限性和可能性，这是一个过程，而不是一种顿悟。**

布洛克认为，并没有某种固定的办法可以引导绝症患者度过这个过程，但是有一些原则是固定的。你坐下来，掌控谈话时间。你不是在决定他们是需要 A 治疗方案还是 B 治疗方案，而是想努力了解在这种情况下，对他们来说，什么最重要——这样你就可以给他们提供信息和办法，使他们有最好的机会去实现自己的愿望。这个过程既要求表达，也要求倾听。布洛克认为，如果你说话的时间超过了一半，那么，你就说得太多了。

谈话中所使用的词语很重要。姑息治疗专家认为，你不应该说："我很抱歉事情成了这个样子。"这样，你听起来好像置身事外。你应该说："我希望事情不是这个样子。"你不要问："临死的时候，你有什么愿望？"而是问："如果时间不多了，对你来说最重要的是什么？"

布洛克罗列了病人做决定之前，她想问他们的问题：他们觉得预后会怎么样？对于前景，他们有哪些担忧？他们愿意作出哪些取舍？如果健康状况恶化，他们希望怎样利用余下的时间？如果他们自己不能做决定，他们希望谁来做决定？

十多年前，她70岁的父亲、加州大学伯克利分校荣誉教授杰克·布洛克因颈部脊髓处长了一个包块而入住旧金山的一所医院。她飞过去看他。神经外科医生说，切除包块的手术有20%的概率导致他颈部以下全身瘫痪。但是，如果不做手术，瘫痪的概率是100%。

手术之前的那个晚上，父亲和女儿聊起朋友和家人，他们都尽量不去想将要发生的事情，然后她离开医院回家睡觉。走到海湾大桥中间的时候，她回忆说："我意识到，'啊，天呐，我还不了解他真正的愿望呢！'"虽然他让她做他的医疗护理委托人，但是他们只是很肤浅地谈起这些情形。于是，她调转车头返回医院。

返回病房"真的非常不舒服"，这对临终讨论专家也一样。"跟我父亲进行这样的谈话，我心里非常难受。"但是，她逐一跟他讨论那些必须要面对的问题。她告诉他："我需要了解为了博取一个活命的机会，你愿意承受多少，以及你可以忍受的生存水平。"谈话进行得非常痛苦。他说："如果我能够吃巧克力冰激凌、看电视足球转播，那我就愿意活着。如果能有这样的机会，我愿意吃很多苦。"听到这句话时，布洛克完全震惊了。

"我从来没想到他会那么说，"布洛克说，"我的意思是说，他是一个荣誉教授。在我有意识的记忆中，他从来不看足球比赛。他描绘的整个画面，怎么说呢,不是我认为我认识的那个人。"但是,结果证明这个谈话至关重要,因为手术后,他的脊髓发生出血。外科医生告诉她,为了挽救他的生命,他们必须再做一次手术。但是,出血已经让他近于瘫痪,他会严重残废好多个月,而且很可能永远残废。她希望怎么办?

"我有三分钟的时间做决定。我意识到,其实他已经做了决定。"她问医生,如果她父亲活下来,是否还能吃巧克力冰激凌、看电视足球比赛。可以,他们说。于是,她同意让他们再给他做一次手术。

"如果我没跟他做那次谈话,"她告诉我,"那一刻,我的直觉会是让他走,因为情况太糟糕了。但是,之后我会痛打我自己,会不停质疑自己是不是让他走得太早。"或者,她可能会同意让他做手术,却发现他得面对一年"非常恐怖的康复治疗"和残疾(这是常有的情况)。"我会觉得非常内疚,我会觉得是我让他遭受的这些痛苦,"她说,"但当时我不需要做什么决定。"他已经决定了。

在之后的两年里,他恢复到能够走一小段距离。他需要照料者帮他洗浴和穿衣服,吞咽和进食都有困难。但是他的心智完好无损,双手还有一些活动能力——足以写下两本书和十几篇科学论文。术后他活了10年。然而,最终,吞咽困难发展到他只能吸入食物颗粒,由此引发的肺炎使他在医院和康复机构来回折腾。显然,为微弱的、奇迹般的康复进行的战斗将让他永远无法再回到家中。于是,就在我和布洛克交谈之前几个月,他的父亲决定停止战斗,回家。

"我们安排他接受善终护理,"布洛克说,"处理他的哽噎问题,让他尽量舒服一些。最后,他断食禁饮,5天后就过世了。"

06 放手

***

在以下的情况下，我们所有人都应该做苏珊·布洛克同她父亲进行的那种谈话：化疗无效、在家里也需要吸氧、面临高风险手术、肝脏衰竭持续恶化以及不能自行穿衣。听说瑞典医生称之为"断点讨论"（breakpoint discussion），包括通过一系列谈话，考虑清楚什么时候从为时间而战转向争取人们珍视的其他事物——同家人在一起、旅行，或者享受巧克力冰激凌。没几个人会做这样的谈话，任何人都有充分的理由害怕这种谈话。它们会带来难以对付的情绪，有的人可能会变得极其愤怒或者茫然失措。应对不当的话，这种谈话可能导致谈话者丧失病人的信任；而如果想处理得当，则真的需要时间。

一位肿瘤医生同我谈起她最近治疗的一位病人。他29岁，患有无法施行手术的脑瘤，在二期化疗期间，肿瘤继续长大。病人最终选择不做进一步化疗，但是，在作出这样的决定之前，他们进行了几个小时的讨论，因为这并不是他过去希望做的决定。首先，肿瘤医生说，她同他单独进行了讨论。他们回顾了整个病程、剩下的选项。她很坦率。她告诉他，在她的整个职业生涯中，她还没有见过第三轮化疗对他这种脑瘤有效的情况。她考虑过试验疗法，但是没有一种疗法真正有希望。虽然她愿意继续给他做化疗，但是她也告诉他，这种治疗会耗费他和他的家人极多的精力和时间。

他没有终止谈话，也没有抗辩。他问了一个小时的问题。他询问这样那样的治疗方法。他逐步开始了解肿瘤进一步长大可能导致的情况、会有什么症状、如何控制以及最后的结果。

接着，肿瘤医生同年轻人及他的家人见面。谈话进行得并不顺利。他有妻子和几个小孩。最初，他的妻子没有停止化疗的思想准备。但是，当病人用他自己的话说明了他和医生讨论的内容以后，她理解了。他的妈妈是一位护士，曾经也经历过类似的情况。与此同时，他父亲则一直静静地坐着，一言未发。

几天后，病人又来找肿瘤医生交谈。"应该有办法的，肯定有办法的。"他说。他的父亲给他看了网上的治愈报告。他透露，他的父亲难以接受这个消息，而没有哪个病人愿意让家人痛苦。布洛克认为，如果不是为了满足所爱的人的希望，2/3 的病人宁愿放弃他们不想做的治疗。

肿瘤医生去这位父亲的家里见他。他有一摞从网上打印下来的各种治疗方法。她全部看了一遍，并告诉他，她很愿意改变自己的观点，但是这些治疗方法要么针对的肿瘤与他儿子的脑瘤很不一样，要么他儿子不符合治疗条件；没有能产生奇迹的方法。她告诉这位父亲，他需要理解：跟儿子相处的时间是有限的，年轻人需要父亲帮助他度过这段时间。

肿瘤医生苦笑着说，开化疗单对她会简单很多。"但是，同他父亲的那次见面是一个转折点。"病人及家属选择了善终服务。在病人去世之前，他们一家人在一起生活了一个月。后来，他父亲向医生表示感谢。他说，那最后的一个月，家人只是一心一意地待在一起，结果这是他们在一起度过的最有意义的时光。

考虑到这类谈话得花足够长的时间，许多人争辩说关键的问题是金钱刺激：我们付钱给医生为我们做化疗和做手术，而没有付钱让医生花时间去讨论做与不做哪一种选择更明智。这当然是一个因素。但并不仅仅是钱的问题，而是由于医学的真正功能究竟是什么的问题还没有定论——换句话说，我们到底付钱让医生做什么。

简单的观点是，医学的存在是为了抗击死亡和疾病，这当然是医学最基本的任务。死亡是我们的敌人，但是这个敌人拥有优势力量，注定是最后的赢家。在一场无法获胜的战争中，你不会想要一个战斗到全军覆没的将军。你不会想要一个乔治·卡斯特（George Custer），你需要的是一个罗伯特·李（Robert Lee），一个既懂得怎样攻取能够赢得领土，也知道无法制胜时如何投降的人，一个明白如果全部所为就是苦战到底则会造成最大损失的人。[①]

但现实是，这些年来，医学似乎既没有提供卡斯特将军，也没有提供李将军。我们越来越像那种一边让士兵向前冲，同时一路吆喝着"你什么时候想停步了，告诉我一声"的将军。我们告诉那些病入膏肓的病人，全力进行的治疗是一列你可以随时下车的列车——只要说一声就行了。但是，对于大多数病人及其家人，这样的要求太过分了。他们要么为疑惑、害怕和绝望所撕裂，要么被对医疗科学能力的幻想所蒙蔽。**我们从医者的责任，是按照人类本来的样子对待病人**。人只能死一次，他们没有经验可资借鉴。他们需要医生和护士同他们进行艰难的谈话并将看到的情况告诉他们，帮助他们为后果做好准备，帮助他们摆脱那种好像被丢进仓库一样被人遗忘的状况——没人喜欢那种境遇。

从医疗到照顾，从绝望到解脱

萨拉·莫诺波利做过充分的说明，让她的家人和肿瘤医生明白，她不想死在医院或者 ICU——但是还不足以让大家了解怎样实现她的目标。从她在 2 月的那个星期五早晨进入急诊室的那一刻，事态发展的列车就已经朝着与宁静的结束方式相反的方向行进。但是，有一个人因此而感到了困扰，并最终决定予以阻止，这就是她的初级保健医生查克·莫里斯（Chuck Morris）。前一年，由于她的病情恶化，他把决定权基本都交给了萨拉、她的家人及肿

---

① 乔治·卡斯特和罗伯特·李都是美国军事家，战绩卓著。

瘤医疗组。但他仍然定期看望她和她丈夫，倾听他们的述说。在那个绝望的早晨，上救护车之前，莫里斯是里奇唯一致电的人。萨拉和里奇到医院的时候，莫里斯去急诊室见了他们。

莫里斯说肺炎可能可以治疗，但是他告诉里奇："我担心大限到了，真担心她。"他让里奇把他的话传达给家人。

在楼上的病房里，莫里斯向萨拉和里奇解释癌症削弱她的各种方式，从而使她的身体难以击退感染。即便抗生素阻止了感染，他也希望他们记住，没有什么能够阻止癌症。

莫里斯告诉我，萨拉的样子很可怕。"她呼吸急促，我看着很不舒服。我还记得她的主治医师，"——最初收她入院做肺炎治疗的肿瘤医生。"他对整个情况真的有点儿惊慌失措，惊慌失措就意味着我得说点儿什么。"

萨拉的父母来了以后，莫里斯也同他们做了交谈。交谈结束后，萨拉和她的家人共同达成了一个计划：医疗组继续使用抗生素。但是，如果病情恶化，不要给她上呼吸机。他们还让莫里斯致电姑息治疗团队，请他们来一趟。治疗团队给她开了一小剂吗啡，马上就缓解了她的呼吸困难。看到她的痛苦大大减轻，家人顿时不希望她受更多的罪。第二天早晨，恰恰是他们阻止了医疗组采取进一步的措施。

"他们想给她插管，给她采取又一个措施。"她的妈妈多恩告诉我，"我说：'不，什么都别做了。'我不关心她是不是尿湿了床。他们想做实验室检验、量血压、指尖取血，但我对他们的检查没有兴趣。我去见护士长，让他们什么都别做了。"

前三个月我们给萨拉采取的所有措施，所有的扫描、检验、放疗、额外的几轮化疗，除了加重她的病情外，没产生任何效果。如果什么都没做，她反而可能活得长一些。不过，至少在临死之前，她摆脱了治疗。

那天，随着病情继续恶化，萨拉陷入了昏迷。里奇回忆说，第二天晚上一整夜，"她一直可怕地呻吟"。死亡无法掩饰。"我不记得那是吸气还是呼气，但是听起来非常非常非常恐怖。"

她的父亲和姐姐仍然觉得她可能还会恢复元气。但是，其他人离开房间后，里奇跪在萨拉旁边，哭着对她耳语道："可以放手的，你不用再战斗了，我很快就会同你再见的。"

那天上午晚些时候，她的呼吸变慢了。里奇说："萨拉好像只是吓了一跳。她长长地出了一口气，然后就悄无声息了。"

Being Mortal

Medicine

and

What Matters

in the End

07

艰难的谈话

为迎接生命的终点谋求共识

在一次出国旅途中，我同两位乌干达医生及一位南非作家闲聊起来。我跟他们说起萨拉的故事，询问他们认为应该为她做什么。在他们看来，我们提供给萨拉的服务选项太多了，简直就是一种奢侈。在他们国家，大多数疾病晚期患者根本就不去医院。那些去了医院的患者，在病情每况愈下时，也不会有太多的技术期待，不会去忍受各种化疗方案；最后的技术干预，无论是外科手术，还是各种内科疗法，结果都无法如愿以偿；而且技术处置的花费也很沉重，保险系统和家庭都难以承受。

但是他们也情不自禁地说起自己身边的故事，这些事例听起来很熟悉：违背祖父的意愿给他使用了生命维持设备；患了肝癌绝症的亲戚在进行试验治疗时死在医院；患晚期脑瘤的姐夫经受了一轮又一轮的化疗，除了让生命更衰弱，根本没有任何效果。那位南非作家告诉我："每一轮都比上一轮更恐怖，我眼看着那些药物慢慢吞噬着他的肉体，孩子们也处于心理创伤之中不能自拔，但他永远不肯放手。"

他们的国家处于变革的进程之中，全球 10 个增长最快的经济体有 5 个在非洲。到 2030 年，全世界有 1/2 到 2/3 的人口将晋升为中产阶级。他们都能消费得起电视机、汽车这类消费品——还有更好的医疗保健。例如，针对某些非洲城市的调查发现，现在，80 岁以上的老人有一半在医院里过世，而 80 岁以下的人群中，在医院离世的比例甚至更高。萨拉故事的各种版本已经成为全球现象。随着收入的增加，私营的医疗保健部门迅速增加，通常需要支付现金。而世界各地的医生随时准备给病人虚幻的希望，使得家庭为支付无效治疗产生的费用而透支银行账户、卖掉种子作物或挪用子女的教育经费。然而，与此同时，从坎帕拉到金沙萨，从拉各斯到莱索托——更不用说孟买、马尼拉了，临终救助的项目五花八门，遍地开花。

有研究揭示，与经济发展相适应，一个国家的医疗发展会经历三个阶段：第一个阶段，国家极度贫困，因为得不到专业诊断和治疗，大多数人在家中亡故。第二个阶段，随着国家经济发展，人民收入水平提高，更多的资源使得医疗得到更广泛的提供，患病的时候，人们求助于卫生保健系统。在生命行将结束的时候，他们往往在医院逝世，而不是在家中终了。第三个阶段，国家的收入攀升到最高的水平，即便罹患疾病，人们也有能力关心生命质量，居家离世的比例又增加了。

这似乎是美国正在发生的情形。在家死亡的案例在 1945 年占绝大多数，到 20 世纪 80 年代末期，下降为只占 17%，然而，20 世纪 90 年代开始，这一比例又开始增长。选择临终关怀的人数稳定上涨，2010 年的时候，45%的美国人在临终关怀与亲人陪伴中离世，其中有一半人是在家里接受临终关怀照顾，其余的人在机构接受临终关怀——通常是临终关怀院或者疗养院的住院病房。这个比例属于世界上最高的。

重大的转折正在到来。不只在美国，这一趋势正在波及全世界，越来越多有条件的人选择在老年之家殁亡，或者在医院逝去——数以百万计的老人告别了技术化生存（人机混合生命）。但目前的情况并不稳定。一些人已经开始拒绝机构化的养老及辞世方式，但是，新的标准尚未建立。我们处在过渡性阶段。无论老龄阶段与濒死期的技术支持体系多么令人不爽，我们都是当事人，作为技术专家出现在现场；我们深谙其中的规则。而救助不是单方面的决策，而是协商的行为，病人呼求救治，而临床医生被动地同意施救，不论起死回生有多么不可能，不论救治过程中会产生怎样的苦痛、损伤或者代价，医生只能硬着头皮往前走。而尝试新的安宁缓和医疗模式（通过关怀与抚慰的手段），我们是新手。**要在人的必死性方面谋求共识，并以生命尊严和保持有意义的生活作为生存追求，医患双方都面临着学习的任务**，这其中也包括我——无论是作为医生的我，抑或是作为普通个体的我。

选择可以信任的医生

在我的父亲 70 岁出头的时候，我开始意识到他不可能长生不死。尽管他过去一直健壮得像一头公牛，一周打三次网球，是个繁忙的泌尿科医生，同时还担任过当地扶轮社主席。他精力非常旺盛，参与多项慈善项目，包括将他合作创办的一所印度乡村大学，从仅有一幢小楼，扩大到能够容纳2 000 多名学生的壮观校园。每次回家，我都会带上网球拍，和他一起去附近的球场打球。他打球总想赢，我也是。他扣球，我就反扣球；他吊高球，我也吊高球。他逐渐展露出一些老人的征象，例如，他随意往球场擤鼻涕，或者让我追逐我们打丢的球。但我把这些行为视为父亲在儿子跟前展现的优越感，而不是老龄的征兆。行医 30 多年，他从来没有一次因病而停诊，或者取消手术。所以，当他说起有一种疼痛从颈部开始往左臂扩散，并引起左手指尖刺痛时，我们谁都没想太多。颈部的 X 线片显示只是关节炎。他服用了消炎药，配合做理疗，暂停了过顶发球，以免加重疼痛。除此之外，他的生活一如平常。

然而，在其后的几年里，父亲颈部的疼痛加剧，睡觉都很难舒坦。他左手指尖的刺痛演变成完全的麻木，并扩散到整个左手。在输精管切除术中做缝合时，他发现自己几乎感觉不到缝线。2006 年春天，医生让他做颈部的核磁共振。检查结果令人非常震惊：他的脊髓里面长了一个瘤子。

那一刻，我们仿佛一下子进入了另一个生死攸关的世界，有关我父亲的生活及一切期待瞬间变得面目全非。我们全家开始面对身边人终有一死的事实。无论父母还是子女，我们都要经历一场考验。父亲的治疗之路如何走，是认同生死、顺应生死，还是全力抵抗、永不言弃？作为一个医生，走技术救助的惯性之路轻而易举，但要作出新的选择，却有所不同。如同一次新的竞赛，大家都没有做好准备，但发令枪已经响起，生死观的测试开始了。

父亲通过邮件发来核磁共振影像，我们对着电脑上的图像进行电话交流。包块看起来很恶心，占据了整个椎管，上延到颅底，下延至肩胛骨水平位置，已经堵住了他的脊椎。我很惊讶他竟然没有瘫痪，那块东西当时只是使他的手指麻木、脖子疼痛。但是，我们丝毫没有谈及这些。我们没法找出任何蛛丝马迹的理由来谈论这类征象背后的乐观因素。我问他放射科医生认为那个肿块是什么东西。他说医生说了很多种良性和恶性肿瘤的可能。除了肿瘤以外，还有没有提示其他可能性？他说，没有。身为医生，我们两个人苦苦思索怎样切除这样的肿瘤。但是，好像没什么办法，于是我们都沉默了。我提出别匆忙得出任何结论，先和神经外科医生去聊聊。

脊椎肿瘤不多见，没几个神经外科医生对之拥有太多的经验，亲历十多个病例就算是很多了。我找了两位最有经验的神经外科医生，一位在克利夫兰诊所，距我父母的家有 300 多千米，另一位在波士顿我所在的医院。我们在两个医院都做了预约。

两位外科医生都提议手术。他们将切开脊椎——我甚至都不知道有这种可能性，尽可能多地切除肿瘤。但是，他们只能切除一部分。肿瘤的主要危害在于挤压脊椎的有限空间——如同野兽长大了，笼子已经装不下。包块的扩张挤压脊髓，使之抵住了椎骨，导致疼痛，并破坏了构成脊髓的神经纤维。所以，两位医生都建议通过手术扩展容许肿瘤成长的空间。他们会打开脊柱的后侧，解除肿瘤的压力，用支架稳定椎骨——就好像拆除大楼的承重墙，代之以柱子来支撑楼层。

我所在医院的那位神经外科医生提议立即手术。他告诉我父亲，情况很危险，几周之内他就可能四肢瘫痪，没有别的选择——化疗和放疗阻止病情恶化的效果与手术相比差得很远。他说手术有风险，但是他对此并不很担心。他更担忧的是肿瘤，认为我父亲应该在事情不可挽回之前采取行动。

克利夫兰诊所的那位神经外科医生的态度有些差别。他也提出了同样的手术方案，但他并不主张马上就做。他的理由是肿瘤的生长有个体差异，有些人的肿瘤发展很快，但他也见过很多几年后才长大的情况，而且，肿瘤分阶段成长，并不是一下子就会长大。他并不认为我父亲会在一夜之间就从手部发麻发展到全身瘫痪。所以，问题是什么时候做手术。他认为应该等到我父亲觉得情况不能忍受、想要考虑治疗时才做。对于手术风险，这位神经外科医生不像另一位那么无所忧虑。他认为手术本身有 25% 的可能性导致瘫痪或者死亡。他认为我父亲需要在事前设置一条底线：症状是不是糟糕到了他现在就想做手术的程度？要不要考虑等到手部症状威胁到他施行手术的能力再说？要不要等到不能走路的时候再说？

这些信息一时很难消化。我的父亲曾经无数次给病人传递过这样的坏消息——比方说，他们患了前列腺癌，要求作出同样可怕的抉择。我本人做过多少次同样的事？尽管如此，听到这样的消息还是给了我们重重的打击。两个医生都没说肿瘤会致命，但是也都没说可以立即切除；只能"解除（肿瘤的）压力”。

理论上讲，一个人应该以事实为基础，通过分析作出关于生死问题的决定。但是，事实中间包含着漏洞和不确定性。这种肿瘤很罕见，没法作出明确的预测。要做选择的话需要填充信息的空白，而我父亲只能用恐惧去填充。他既害怕肿瘤及其给他造成的后果，也害怕医生提出的解决办法。他无法理解怎么打开脊髓——对于他无法理解的手术，对于他觉得自己不能实施的手术，他很难抱以信心。关于究竟怎么做这个手术，他向医生提出了各种问题。他问医生：你用什么样的器械进入脊髓？使用显微镜吗？怎么切开肿瘤？怎么给血管止血？止血过程不会损害脊髓神经纤维吗？我们泌尿科用这样那样的器械控制前列腺出血——这个办法不是更好吗？为什么不用这种方法？

我所在医院的那位神经外科医生不太喜欢我父亲这样繁复的问题。回答头几个问题还可以，之后他就有些不耐烦，甚至恼火了。他摆出知名教授的架子——权威、自得、繁忙。他对我父亲说，肿瘤很危险。他作为一名神经外科专家，有治疗这类肿瘤的丰富经验。实际上，没人比他更有经验。我父亲需要决定要不要对他的肿瘤采取措施。如果要，神经外科医生愿意帮忙；如果不要，那也是他自己的选择。医生说完以后，父亲没再提问。但他也已决定不会找这个人看病。

克利夫兰诊所的神经外科医生爱德华·本泽尔（Edward Benzel）的自信程度并不逊于其他医生。但是，他认识到我父亲问各种问题乃是出于恐惧。所以，他耐心回答他的问题——哪怕是有些烦人的问题。这个过程中，他也听取了我父亲的想法，知晓我父亲对手术后果的担忧超过对肿瘤本身的担忧。我父亲不愿意为了效果不确定的治疗而承担失去施行手术能力的风险。本泽尔医生说如果换成是他，他的感觉会跟我父亲一样。

本泽尔接诊的方式让人觉得他是真诚的。他比我父母高几厘米，但他会确保和他们的眼睛保持平视。他把椅子从电脑前挪开，端正地坐在他们面前。我父亲发问的时候，他既不抽动，也不烦乱，甚至不做任何反应。他具有那种中西部人的特点，习惯在别人说完话后等一拍，确定别人真的说完了以后，自己才开始说话。他小小、黑黑的眼睛隐藏在金丝边眼镜的后面，浓密、灰白、短而硬的范戴克（Van Dyke）式胡子遮住了他的嘴，只有从他那圆顶式的光滑前额上的皱纹能看出他在想着什么。最后，他把话题引回到中心议题。肿瘤令人苦恼，但他现在对我父亲的担忧有所了解了。他认为我父亲还有时间等待，看看症状改变的速度有多快。当我父亲认为自己需要做手术时，他能够随时施行手术。父亲决定选择本泽尔，并采纳他的建议。父母计划几个月后回来检查，如果发觉任何严重改变的征兆，则可能提前过来。

仅仅因为本泽尔对肿瘤可能发生的状况描绘得更细微、语气不那么令人惊恐，因此，父亲更倾向于选择他吗？也许。常常有这种情形，病人是乐观主义者，他们更偏好那些可能发生诊断错误的医生。只有时间会证明哪个医生是正确的。尽管如此，本泽尔努力理解我父亲最担心的是什么，这一点对我父亲而言非常重要。甚至在谈话只进行到一半时，他就已经决定本泽尔是他可以信任的人。

后面的情形证明本泽尔的判断是正确的。随着时间的推移，父亲并没发现症状有任何改变。他决定推迟复诊约定。最终，直到一年以后他才再次去找本泽尔。核磁共振复查显示肿瘤长大了，然而体检并没发现父亲在体能、感觉、移动方面有任何弱化的迹象。所以，他们决定主要以他的感觉，而不是影像检查所显示的征象作为决策依据。核磁共振报告结果令人揪心，但是，在几个月期间，他的生活没有发生任何改变。

颈部的疼痛仍然烦人，但是父亲摸索出了最佳睡姿。天凉以后，他发现麻木的左手变得冰冷。他的办法是给左手戴上手套——是迈克尔·杰克逊风格的手套，即便在屋子里也戴着。除此之外，他继续驾车、打网球、做手术，生活一如既往。他和他的神经外科医生都知道结果会如何，但他们也都知道什么对他更重要，所以根本不去管它。记得我曾想，这正是我应该和我的病人做决定的方式——我们所有医学领域中的人都应该采取的方式。

三种医患关系：家长型、资讯型、解释型

在医学院期间，教授布置我和同学们阅读两位医学伦理学家伊齐基尔·伊曼纽尔（Ezekiel Emanuel）和琳达·伊曼纽尔（Linda Emanuel）合写的一篇短论文，告诫我们这些即将成为临床医生的年轻人，同我们的病人可能有的几种关系。最古老，也是最传统的关系是"家长型"的——我们是医学权威，目的是确保病人接受我们认为对他最好的治疗。我们有知识和经验，负责作出关键的抉择。如果有一粒红色药片和一粒蓝色药片，我们会告诉你："吃红色药片，这对你好。"我们可能会给你讲讲蓝色药片，但是，我们也可能不讲。我们告诉你我们认为你需要知道的东西。这是一种祭司型的、"医生最明白"的模式，虽然经常遭到谴责，但目前仍然是普遍的医患交往模式，尤其对于易受伤害的病人——虚弱的、贫穷的、老年的，以及所有容易听从指令的人。

第二种关系被称为"资讯型"关系，同家长型关系正好相反。我们告诉患者事实和数据，其他一切随患者来裁决。"这是红色药片的作用，这是蓝色药片的作用，"我们会说，"你想要哪一个？"这是一种零售型关系。医生是技术专家，病人是消费者。医生的工作是提供最新知识和技术，病人的任务是作出决定。越来越多的医生成为这个样子，医生这个行当也变得越来

越专业化。**我们对病人的了解越来越少，而对科学的了解越来越多**。总体而言，这种关系越来越受欢迎，尤其是在选项清楚、得失明确、人们偏好确切的情况下。你会得到检查、药片、手术，以及你想要并接受的风险，你拥有完全的自主性。

波士顿我所在医院的神经外科医生既表现出了家长型医生的一些特质，也表现出了资讯型医生的一些特质。起先他是家长型的：他坚持认为我父亲应该选择手术，而且需要现在就做。但在我父亲同他讨论细节及选项的过程中，他转变了方式，成为资讯型的医生。而他的描述只是加重了我父亲的恐惧，激发了更多疑问，使我父亲更不确定他到底想要怎么样。而医生也不知道拿我父亲怎么办。

事实上，这两种类型的关系都不是人们想要的。我们既想了解信息，又需要掌控和裁决权，同时我们也需要指导。伊曼纽尔夫妇把第三种医患关系称为"解释型"关系。**在这种关系中，医生的角色是帮助病人确定他们想要什么**。解释型医生会询问："对你来说，什么最重要？你有些什么担心？"了解到答案以后，他们会向你介绍红色药片和蓝色药片，并告诉你哪一种最能够帮助你实现优先目标。

专家把这种方式称为共同决策模式。我们这些医学院的学生认为这是医生同病人协作的好办法，但这看起来似乎完全是理论上的东西。的确，对于更广大的医学群体，让大多数医生为病人扮演这种角色，在当时显得牵强。（外科医生？解释型？）我再也没有听见临床医生说起过这个观念，基本上都遗忘了。培训中的选择似乎介于家长型模式和资讯型模式之间。然而，20多年后，我陪着父亲一起来到俄亥俄州克利夫兰诊所这位神经外科医生的办公室，对着核磁共振片子，讨论父亲脊椎里生长的一颗巨大的、致命的肿瘤，我们发现了这位属于另外一个类型的医生——一位真正愿意同病人进行共同决策的医生。本泽尔既不把自己视为这次战斗中的总指挥，也不仅仅是一名技师，而是站在我父亲立场上的咨询师和顾问。这正是我父亲所需要的。

后来再读那篇论文，我发现两位作者警告说，为了充分照顾病人的需要，医生要做的不能仅仅是理解病人的愿望。愿望是反复无常的。每个人都有哲学家所谓的"二级愿望"，即对愿望的愿望。例如，我们希望不那么冲动，更健康，更少受制于恐惧、饥饿这类原始欲望，更忠实于更大的目标。如果医生只听病人暂时的一级愿望，可能根本就不能服务于病人的真正愿望。我们往往欣赏那种在我们作出短视决定（如不吃药，或者锻炼不够）时劝说我们的医生，我们也往往会适应最初令我们害怕的改变。所以，**在某个时刻，医生需要帮病人权衡他们更大的目标，甚至质疑他们，让他们重新思考其考虑失当的优先选项和信念。这种做法不仅是正确的，而且也是必需的。**

在我的职业生涯中，我最舒服的角色一直是资讯型医生（我这一辈的医生大多已不再是"医生最明白"类型）。但是，资讯型医生并不足以帮助到萨拉·莫诺波利和我的许多危重病人。

就在我父亲拜访本泽尔医生期间，我应邀探视一位72岁、因呕吐入住我们医院急诊科的转移性卵巢癌患者朱厄尔·道格拉斯。她的医疗记录显示，她已经有两年的治疗史了。她最初的癌症症状是腹部胀气。给她看病的妇科医生通过超声波发现她骨盆里有一个小孩拳头大小的包块。手术证实是卵巢癌，已经扩散到腹部。柔软的、像真菌一样疯狂生长的肿瘤沉积散布在她的子宫、膀胱、结肠及腹部内壁。外科医生拿掉了她的双侧卵巢、整个子宫、一半结肠以及1/3的膀胱，并对她进行了三个月的化疗。对于她那个阶段的卵巢癌患者，这些治疗一般可以延续两年生命，1/3的人可以活过5年，25%的人可以痊愈。她希望自己属于这少部分人。

报告表明，她对化疗的耐受度不错。她掉光了头发，此外只有轻微的疲乏感。术后9个月的时候，CT扫描没看到肿瘤。但是，术后一年的时候，扫描显示又出现了几个卵石样的肿瘤。她完全没有感觉，它们的大小只有几毫米，但是，它们在那儿。她的肿瘤医生换了一套化疗方案。这一次，道格拉斯经受了更痛苦的副作用——口腔溃疡、布满全身的烧灼样皮疹，但是，用了各种软膏后，还可以忍受。然而，定期复查扫描显示治疗无效。肿瘤长大了，开始引起骨盆阵阵疼痛。

她转向第三套化疗方案。这次效果好些，肿瘤缩小了，骨盆阵痛也消失了，但是副作用严重得多。记录显示，尽管她吃了各种止吐药，呕吐还是非常严重。由于四肢软弱乏力，她一天得卧床数小时。过敏性反应引发了荨麻疹和强烈的瘙痒，需要服用类固醇予以控制。有一天，她严重气紧，被救护车送去医院。检验显示，她像萨拉·莫诺波利一样，患了肺栓塞。通过每天注射血液稀释剂，她才逐步恢复了正常呼吸能力。

接着，她的肚子发生紧缩性气样疼痛，她开始呕吐。任何食物，无论软硬，她都吞不下去。她致电肿瘤医生，医生让她做CT，结果显示转移癌细胞导致了肠梗阻。她从放射科转到急诊科。作为当班普外科医生，我前去会诊。

我和一位放射科医生一起研究她的片子，但是我们不能确定癌细胞是如何引起肠梗阻的。可能是肠袢套在了肿瘤凸起处，形成纽结——假以时日，问题可能自行解决。或者是肠子被肿瘤所挤压——这个问题只有通过手术解除或者绕过梗阻。两种情况都是癌症恶化的征兆，尽管现在她已经做了三轮化疗。

我去同道格拉斯交谈，琢磨着该告诉她多少情况。这会儿，护士已经给她做了静脉输液，住院医师从她的鼻子插了一根管子到她的胃里，引流出了半升青绿色液体。胃管令人非常不舒服，十分折磨人，插管病人一般情绪状态都不大好。然而，我做了自我介绍后，她露出了微笑，示意我再说一遍我的名字，她好确保自己发音正确。她丈夫坐在她旁边的椅子上，沉思着，一言未发，让她主导谈话。

"看来我的处境不妙。"她说。

她是那种哪怕鼻子里插着管子，也要把头发梳好（她蓄着鲍伯头），戴好眼镜，把盖在身上的医用毯子理平整的人。在这种情况下，她尽着最大的努力维持自己的尊严。

我问她感觉怎么样。她说，管子有用，呕吐感减轻了很多。

我请她说说医生已经告诉她的情况。她说："看来是癌症造成了梗阻，所以，吞下去的一切又都涌上来了。"

她极好地理解了严峻的基本情况。在这个时候，我们没有什么特别困难的决定要做。我告诉她有可能只是肠袢纽结，一两天的时间就可以自行解开。如果解不开，我们就得讨论是否要做手术。然而，现在，我们还可以等一等。

我还不愿意提出那个更艰难的问题。我本来可以把问题往前推一步，硬起心肠，告诉她不管发生什么情况，这次梗阻都是一个不好的兆头。癌症致死的方式有很多种，逐渐夺去吃饭能力是其中之一。但是她并不认识我，我也不认识她。我觉得自己在尝试那种谈话之前，需要一些时间。

一天以后，我们得到了能够希望的最好消息。首先，引流管里流出的液体减少了。而且，她开始放屁了，肠道恢复了活动。我们取掉了胃管，给她吃软的、低纤维的饭食。她的情况暂时还不错。

我很想放她回家，祝她健康——完全取消艰难的谈话。但对于道格拉斯，事情不太可能就此结束。于是，在她出院以前，我回到她的病房，跟她、她丈夫和一个儿子一起坐了下来。

我先祝贺她又能吃东西了。她说她这一生从来没有因为放屁而这么高兴过。她问我为了避免肠道再次堵塞，她应该吃什么、不该吃什么，我一一答复。我们还闲聊了一会儿，她的家人讲了她的一些情况。她曾经是歌手，还是 1956 年的马萨诸塞州小姐。后来，她应钢琴演奏家纳京高（Nat King Cole）之邀，在他的巡演中担任伴唱。但是她发现演员生活并不是自己想要的，于是，她回到老家波士顿，结识了亚瑟·道格拉斯。婚后，亚瑟接手了家传的殡仪馆业务。他们生育了 4 个孩子，但是，有个儿子幼年夭折，带给他们很大的痛苦。她期待能回到家人和朋友身边，还准备落实早就安排好的佛罗里达之行，远离与癌症有关的一切。

尽管如此，我还是决定推进话题。这是一个讨论她未来的机会，我意识到我需要抓住这个机会。但是该怎么说呢？就那么直言不讳地说"对了，癌症恶化了，也许会再次造成梗阻"？我认识的匹兹堡大学姑息治疗医生鲍勃·阿诺德（Bob Arnold）曾对我说过，在这种情况下，医生经常会犯一个错误，把他们的任务仅仅视为提供认知信息——硬邦邦、冷冰冰的事实和描述。他们想充当资讯型医生。但是，人们寻求的首先是信息背后的意义，而不是信息本身。传递意义的最佳途径，他说，是告诉人们信息于你而言的意义。他教我用三个词去达成目的。

"我很担心。"我对道格拉斯说。我接着解释道，肿瘤还在那儿，我担心梗阻可能还会发作。

这些词很简单，但是不难感觉到它们传达了多么丰富的信息。我向她陈述了实情。但是，通过加上我为她担心这一事实，我不仅向她传递了事态的严重性，而且也告诉她，我和她站在一起——我为她加油。这几个字还告诉她，虽然我担心发生严重情况，但是还有不确定性，希望仍然存在。

我停下来，让她和家人领会我的话。我不记得道格拉斯的原话了，但我还记得房间里的气氛改变了，瞬间变得压抑起来。她想了解更多情况，我问她想知道什么。

其实，对我来说，这是另一个提前预演过的、蓄意的问题。我觉得自己很蠢，在职业发展的这个阶段还在学习怎么跟人交谈。但是，阿诺德还推荐了姑息治疗医生报告坏消息的策略——他们"询问，告诉，询问"。他们问你想知道什么，然后告诉你答案，然后询问你对回答的理解。于是，我发出了询问。

道格拉斯说她想知道会发生什么情况。我说这次这样的状况可能再也不会发生，但是，肿瘤也可能再次引发梗阻。如果那样，她就得再次回到医院。我们又得给她插管，或许下一次我需要给她做手术才能解除梗阻。这需要给她做肠造口术，把小肠改道到皮肤表面，并在开口处接上一个袋子，否则我可能根本没法解除梗阻。

之后她没再提问。我问她，她是怎么理解我的话的。她说她明白她没有脱离困境。这时候，她潸然泪下。她儿子试着安慰她，说情况会好起来的。她说，她相信上帝。

几个月后，我问她是否记得这次交谈。她说当然记得。那晚回家后，她一夜无眠，脑袋里盘旋着一个为了吃东西而带着个袋子的形象。"我觉得恐怖。"她说。

她知道我是在尽量委婉，于是她说："但这并不改变你知道下一次梗阻即将发生的事实。"她一直觉得卵巢癌是一个潜在的危险，但在此之前她没有认真想过有多危险。

然而，她对我们的交谈感到很高兴，我也是。因为出院的那天，她又开始呕吐了。梗阻再次发作，她不得不再次住院。我们给她插上了胃管。

经过一夜的引流和休息，症状消退，无需手术。但第二次发作令她震惊，因为我们已经讨论过梗阻意味着什么——肿瘤大军压境。她认识到了过去几个月发生的事件之间的联系，我们也谈到她经历的一系列一次比一次严峻的危机：前一次失败后进行的第三轮化疗、糟糕的副作用、导致严重气短的肺栓塞、其后肠梗阻立即复发。她开始理解这就是在现代医学背景下，生命最后阶段的样子——一系列越来越棘手的危机，对于这些危机，医学只能给予短暂、暂时的解决。她经历着我认为的 ODTAA 综合征（One Damn Thing After Another Syndrome，直译为"该死的事一件接着一件综合征"）。在治疗过程中，并没有一条完全可以预测的途径。危机之间的停顿时间有长有短。但是，在某个点之后，行进方向变得清晰。

道格拉斯还真去了佛罗里达。她把脚踩到沙里，跟她丈夫一起散步、看望朋友，吃我建议的无生鲜水果蔬菜的饭食——尽可能减少含纤维的生菜叶子经过小肠时造成梗阻的机会。旅程快结束时，她吓着了。有一顿饭后，她感觉腹胀。她担心肠梗阻又要发作，提前几天就回到了马萨诸塞州。但是，症状消退了。她做了一个决定，她要暂停化疗，休息一下。她不想以输液、呕吐、痛苦的皮疹、每天几个小时因疲惫而卧床为中心来计划自己的生活。她希望恢复自己妻子、母亲、邻居、朋友的角色。像我父亲一样，她决定接受时间给予她的一切，不管长短。

理解个人生命的有限性

直到现在，我才认识到，理解个人生命的有限性是一份怎样的礼物。我父亲在得知诊断结果后，刚开始，还是按照过去的日常生活方式生活——做他的临床工作、慈善项目、每周三次的网球。但是，正如劳拉·卡斯滕森的观念研究所揭示的那样，对于生命脆弱性的突然觉知缩小了他的关注范围，改变了他的愿望。他更频繁地看望他的孙子孙女们，额外安排了一次印度之行探望那里的家人，搁置了新的冒险计划。他给我和妹妹交代遗嘱，谈起他身后如何维持他在家乡村子里建的大学。不过，一个人的时间感也是可以变化的。几个月过去了，症状没有恶化，于是父亲对于未来的恐惧弱化了。他的时间地平线开始抬高——我们都以为，我们担心的事情可能好多年都不会发生。他又恢复了雄心壮志，在印度的大学开展了一项新的建设项目，并竞选南俄亥俄州扶轮社地区总监——这个职位甚至要等一年后才能接手。他赢得了选举。

2009 年，诊断出癌症两年半之后，他的症状开始改变。他的右手出现了问题。开始的时候，手指指尖感觉刺痛、麻木，抓握能力丧失了。在网球场上，球拍开始从手里飞出去。他不再喝酒。做手术的时候，打结和操作导管变得困难。现在，双臂都产生了麻痹征兆，看起来恶化的程度已经碰触到他的底线了。

我们进行了交谈。是不是到了停止做手术的时候了？是不是到了找本泽尔医生给做手术的时候了？

不，他说。这两件事他都没准备好。然而，几周后，他宣布他从手术台上退下来了。至于脊柱手术，他仍然害怕得不偿失。

那个 6 月，他的退休晚会之后，我做好了最坏的打算。手术是他的天职，界定了他的人生目标和生命意义——他的忠诚。从 10 岁开始,当他眼见自己年轻的母亲死于疟疾时,他就立志当个医生。所以,现在这个男人要把自己怎么办?

我们见证了一个完全出乎意料的转变。他一头扎进扶轮社地区总监的工作,虽然他的任期才刚刚开始。他是如此彻底地投入,连 E-mail 签名都从"阿塔玛拉姆·葛文德医生"改为了"阿塔玛拉姆·葛文德地区总监"。从某种程度上来说,他不是试图紧紧抓住他正在丢失的坚持了一生的身份,而是设法重新定义它——他调整了自己的底线。这就是所谓拥有自主性的意思——你不能控制生命的情形,但是,做自己生命的作者意味着要把握住自己想怎么应对。

地区总监的工作要求用一年的时间发展本地区所有扶轮社的社区服务工作。于是,我父亲给自己定了一个目标:出席两次本地区所有 59 个俱乐部的会议并讲话——他和我母亲动身上路了。接下来的几个月,他们跑遍了这个面积近 26 000 平方千米的地区,一路都是他开车——他仍然可以毫无困难地驾驶。他们喜欢在快餐店停下来吃鸡肉三明治。他会见了多达 3 700 个地区扶轮社会员。

到第二年春天时,他就基本要完成第二轮全区考察了。但是,他左臂的乏力感加重了,抬高不超过 60 度。他的右手也越来越无力,走路也开始变得困难。此前,他一直设法坚持打网球,但现在,他只好万分沮丧地终止了这项活动。

"阿图,我的腿感觉很沉,我有点担心。"他说。

他和我母亲到波士顿看我们。一个周六的晚上,我们三个人坐在客厅——我母亲坐在他旁边的沙发上，我坐在他们对面。严重的危机感在逼近我们，他会逐渐全身瘫痪。

"手术时间到了吗？"我问他。

他说："我不知道。"我意识到，是时候进行我们之间的艰难谈话了。

"我很担心。"我说。我回想起姑息医学专家苏珊·布洛克的问题单中提出的最要紧的问题，一个一个地向我父亲提出。我问他如何理解正在发生的情况。

他的理解和我一样。他说，他要瘫痪了。

我问道，如果瘫痪的话，他有哪些惧怕？

他说他害怕成为我母亲的负担，害怕不能再照顾自己。他无法想象生活会变成什么样子。我母亲眼泪汪汪地说，她会陪着他，她乐意照顾他。角色转换已经开始了，他越来越多地让她开车。现在，他的就医预约都是她在安排。

我问他，如果情况恶化，他有什么目标？

他想了一会儿才作出决定。他希望完成扶轮社的责任——6月中旬他的任期就结束了。他希望确保他在印度的大学和家人都好好的。如果可以，他想回去看看。

我问他，为了阻止将会发生的情况，他愿意做哪些取舍。他不太明白我的意思。我跟他讲起苏珊·布洛克的父亲。她父亲也得了脊髓肿瘤，他说只要还能看电视足球比赛和吃巧克力冰激凌，就足够好了。

我父亲完全不觉得这对他足够好。他说，他最关心的是有人做伴和有人说话。我尽力理解他——所以，只要能够享受人们的陪伴，即便瘫痪也是可以忍受的？

"不。"他说。他不能接受身体完全瘫痪、全靠别人照顾的生活。他不仅希望有人做伴，他也需要继续掌控自己的世界和生活。

但是，正在发展中的四肢瘫痪很快就会夺去这些能力。这意味着 24 小时护理，然后是呼吸机和饲管。我说，听起来他不希望这样。

"绝不，"他说，"那还不如让我死。"

这是我一生中问过的最难的问题。提出这些问题的时候，我心里极度不安，不知道害怕什么——怕父亲或母亲生气，或者沮丧，或者，觉得提出这些问题就等于是让他们失望了。但是，谈话之后，我们觉得如释重负，思路清晰了。

我说，也许他的回答意味着是时候同本泽尔商量手术的事了。父亲轻声答应了。

他告诉本泽尔他准备做脊柱手术。现在，他对肿瘤后果的担心超过了对手术后果的担心。他计划两个月后做手术，到时候他作为扶轮社地区总监的任期就满了。那时候，他已经步履蹒跚了。他摔倒了几次，一坐下去就不易起身。

终于，在 2010 年 6 月 30 日，我们到了克利夫兰诊所。我母亲、妹妹和我在术前预备室亲吻了他，给他理了理手术帽，告诉他我们有多么爱他，然后把他交给了本泽尔医生和他的团队。手术预计要持续一整天。

然而，刚进去两个小时，本泽尔就来到了等候区。他说我父亲出现了心律异常。他的心率上升到每分钟 150 次，血压严重下降。心脏监测仪显示有可能发作心力衰竭的迹象。他们已经暂停手术，并已经用药帮他恢复了正常心率。他们希望刚刚的药物能够防止再次发生心率异常，但是无法保证。手术还没有到无可挽回的局面。于是，本泽尔出来征求我们的意见：停止还是继续。

那个时刻，我意识到，就像苏珊·布洛克的父亲一样，我父亲已经把他的决定告诉我们了。他对全身瘫痪的恐惧胜过死亡。于是我问本泽尔，停止手术和继续手术，哪一种方式在未来几个月造成全身瘫痪的危险更大？他的回答是，停止手术。于是，我们请他继续手术。

本泽尔再次出现的时候，已经过了 7 个小时，时间从来不曾如此漫长。他说我父亲的心脏维持了稳定。在之前那个麻烦之后，一切都像希望的那样顺利。本泽尔得以成功地施行了减压术，切除了一小部分肿瘤——虽然没法切得更多。这时，我父亲的脊柱后部，从颈椎的顶部到底部，全部切开了，这样肿瘤就有了扩展的空间。然而，我们得看他苏醒的情况才能知道是否造成了任何严重损伤。

我们在 ICU 陪着父亲。他戴着呼吸机，处于昏迷状态。心脏超声显示心脏没有受损——这是一个巨大的宽慰。医生减少了镇静剂用量，让他慢慢苏醒。他醒来时很乏力，但是能够听从指令。住院医师要父亲用力握紧他的双手、用双脚蹬他、把双腿抬离病床。住院医师说，运动功能没有大的损失。听到这句话，父亲笨拙地向我们示意，希望我们注意他。他嘴里含着呼吸管，我们听不清楚他在说什么。他用手指在空中比画，试图把想说的话写给我们看。L-I-S…？ T-A-P…？ 他痛吗？ 有什么困难吗？ 我妹妹一个字母、一个字母地猜，让他在她猜对的时候抬起手指，就这样，她破解了他想传递的信息。

他的信息是："HAPPY（高兴）。"

一天后，他出了 ICU。又过了两天，他离开医院，去克利夫兰的一家康复机构住了三个星期。他在一个炎热的夏日回到家，一如既往地强健。他可以行走，他的脖子丝毫不痛。用僵直、不能弯曲的脖子和一个月的康复之苦取代了过去的痛苦，对他来说，这笔交易太值了。整个过程中，通过各种措施，每一个环节他都作出了正确的选择——推迟手术，甚至在不再行医后也没有立即手术，而是几乎 4 年之后，等到行走困难威胁到他生活必需的那些能力时，才接受手术风险。很快，他就觉得甚至又可以开车了。

他的所有选择都是正确的。

少做一点也是一种帮助

然而，选择并未停止。生活就是选择，而选择了无尽头。刚做完一个选择，下一个选择又摆在了面前。

肿瘤穿刺结果显示我父亲患的是星形细胞瘤，这是一种恶化相对缓慢的癌症。身体复原以后，本泽尔医生建议他把结果给一位放射科肿瘤医生和一位神经科肿瘤医生看看。他们建议他做放疗和化疗。他们说这种肿瘤不能治愈，但是可以治疗。治疗可以使他保持能力达数年，甚至可能恢复一部分能力。我父亲犹豫不决。他刚刚才复原，才回到他的服务项目上。他正在制订再次旅行的计划。他很清楚自己的优先考虑事项，担心为了做更多的治疗，他将不得不将这些项目搁浅。但是专家们敦促他，他们认为治疗可以给他带来很多益处，而且新放疗技术极大地减少了副作用。我也鼓动他做。我说，这看起来几乎有益无害。唯一的一个主要不利因素是我们家附近没有一个放疗机构可以提供治疗。为了每天一次的放疗，他和我母亲只得搬到克利夫兰，搁置他们的生活 6 个星期。我说，但是最多不过如此，他可以对付。

在压力之下，他同意了。但是，结果证明这些预测愚不可及。这些专家不像本泽尔，他们没准备承认治疗带来的不确定性远远大于带来好处的可能性。他们也没准备花点儿时间去了解我父亲，了解放疗对他意味着什么。

最初似乎没什么。他们给他作了一个身体模子，让他躺进去，这样，他每次治疗的时候都处于一模一样的位置。他要在那个模子里躺一个小时，脸上紧紧地套着一个网眼面罩，在放疗机咯哒着、旋转着把每天的伽马射线照进他的脑干和脊髓的时候，他的身体挪动不超出两毫米。然而，随着时间的推移，他觉得背和脖子痉挛、刺痛，这个体位一天比一天更难以忍受。放疗也逐渐造成轻度的恶心感，吞咽的时候伴有尖酸的喉痛。在药物的作用下，症状可以忍受，但是药物引起乏力、便秘。治疗以后，他会睡一整天，这是他一生中从来没有过的事情。几个星期的治疗以后，他的味觉消失了。他们没有提到过出现这种后果的可能性。他对味觉的丧失反应非常强烈。过去，他热爱食物；现在，他只得强迫自己进食。

到回家的时候，他瘦了 9.5 千克。他一直耳鸣，耳朵里有响声，左臂和左手新增加了火辣辣的、触电似的疼痛。至于味觉，医生预期会很快恢复，但是一直没有。

最后，什么好转都没有。那个冬天，他更瘦了，体重降到 60 千克左右。左手的麻木和疼痛没有如他希望的减轻，而是蔓延到手肘以上。下肢末端的麻木延伸到了膝盖上方，耳朵里的响声伴发了眩晕感，左脸开始下垂，脖子和背部的痉挛继续存在。他摔了一跤。理疗医生推荐他用助步车，但是他不愿意——他觉得那是一种失败。医生给他服用刺激食欲的盐酸哌甲酯（也叫利他灵）和控制疼痛的高效麻醉剂克他命，但是这些药使他产生幻觉。

　　我们不理解这是怎么回事。专家一直指望肿瘤会缩小，症状也会随之减轻。然而，术后半年的 MRI 复查后，他和我母亲打电话给我。

　　他说："肿瘤长大了。"——他的声音平静，有一种逆来顺受的感觉。放疗没有作用。影像片子显示，肿瘤不仅没有缩小，反而一直在长大，已经扩展到了脑部，难怪他一直耳鸣、眩晕。

　　我的心里涌起一阵悲伤。我母亲则怒不可遏。

　　"放疗达到什么目的了？"她问道，"它应该缩小啊。他们说很可能会缩小的呀。"

　　我父亲决定改变话题。几个星期来，他突然第一次不想谈他当天的症状和问题。他想了解一下孙子们的情况——那天海蒂所在的交响乐队的音乐会怎么样、沃尔克在滑雪队的表现如何、亨特可以说"你好"了吗。他的视野又一次收缩了。

　　医生建议我们找肿瘤医生做化疗。几天后，我去克利夫兰和父母一起去看病。现在，肿瘤医生是主角，但是她也缺少本泽尔那种把握全局的能力——我们非常怀念本泽尔的那种能力。她的风格属于资讯型。10分钟左右的时间，她就展示了八九种化疗选项。每一种药的平均音节是 4.1，即使作为一名医生，我也听晕了。我父亲可以采用 befacizimab、carboplatin、temozolomide、thalidomide、vincristine、vinblastine，以及其他我没记下来的方案 [①]。她也让我们考虑药物的多种不同组合使用方案。她唯一没有提出或者讨论的就是不采取任何措施。她建议他同时采用替莫唑胺和 befacizimab。她认为肿瘤对药物起反应的可能性，也就是肿瘤不进一步发展的可能性，是 30%。但她

---

① 作者记下来的药名不一定正确，因为医生说得太快。——译者注

可能不想显得过于悲观，于是她补充说，许多病人的肿瘤变得"像轻度慢性病"，可以控制。

她又加了一句："这个夏天你可望回到网球场。"

我难以相信她会说出这样的话。他还会回到网球场，这样的想法太疯狂了——根本一点儿希望都不存在。看到她用这个话忽悠我父亲，我简直要气疯了。我看到他想象自己重回网球场时脸上的表情。但是，此时，事实再一次证明他作为医生的明显好处。不论多么不情愿，他很快意识到这是一个幻想，他避开了这个选项。相反，他询问治疗对他的生活有什么影响。

"此刻，我觉得脑子一团迷糊。我耳鸣，有放射状手臂疼痛。我走路也有困难。这些就是我目前的问题。这些药会加重任何一种症状吗？"

她承认会加重症状，但是还得靠药物。虽然我和我父母三个人都是医生，但是我们都难以跟进讨论。选项太多了，每一种可能的方案都有太多的风险和好处需要考虑，而谈话一直没有涉及他关心的问题——找到一条让他最有机会维持他觉得有价值的生活的途径。她进行的谈话跟我倾向于同病人做的一模一样，而我已经再也不想做这种谈话了。她只是提供数据，而我父亲得做选择：他想要红色药片还是蓝色药片？至于选项背后的意义，则一点儿都不清楚。

我转头对我父母说："我可以问问她如果肿瘤继续长大会发生什么情况吗？"他们点头同意。于是我提出了我的问题。

肿瘤医生讲得直截了当。她说，他的上肢末端会越来越乏力，下肢末端的乏力感也会加重，但是胸部肌肉乏力所导致的呼吸功能不全（将很难获得足够的氧气）是更大的问题。

我父亲问道："那会很不舒服吗？"

她说不会。他就是会觉得疲乏、嗜睡，但是颈部疼痛和全身性刺痛可能会加剧。肿瘤发展到牵涉关键神经时，可能会发生吞咽困难。

我询问她治疗和不治疗两种情况下，发展到最后的这个阶段分别要多长时间。

这个问题令她局促不安。她说："很难说。"

我追问她："就你所看到的情况，不做治疗的人最长多久、最短多久？"

她说，最短三个月，最长三年。

那治疗呢？

她变得含糊其辞起来。最后，她说，最长可能三年多点儿。但是，如果治疗的话，平均时间应该长一些。

她的这个回答既让我们难以接受，又出乎意料。"真没想到。"我父亲小声说。我想起了萨拉·莫诺波利的肿瘤医生保罗·马尔库克斯跟我说起他的病人："我在想，有没有办法抢下一年或者两年？……而他们想的是 10 年、20 年。"我们也想的是 10 年、20 年。

我父亲决定考虑一下这些选项。她给他开了一种可以暂时抑制肿瘤生长、同时没什么副作用的类固醇类药物。那晚，我父母和我去餐馆吃饭。

"这样下去我几个月内就会卧床不起了。"父亲说。放疗只是使情况更糟糕，假设化疗也是这样呢？我们需要指导。他左右为难：是将就现有的一切尽量把生活过到最好，还是为了一个前景渺茫的机会牺牲现有的生活。

旧体制的一个美妙之处就是它使得这些决定很容易做。你采用已有的、最积极的治疗方法就是了。其实那根本就不是一个决定，而是一个默认项。这种权衡各种选项的事（明确自己的优先事项，和医生一起努力让治疗与之匹配）既耗费精力又过于复杂，尤其是在没有一个专业人士可以帮助你剖析种种未知及模棱两可的情况下。压力都朝着一个方向，那就是采取更多措施，因为临床医生唯一害怕犯的错误就是做得太少。**大多数医生不理解在另一个方向上也可以犯同样可怕的错误——做得太多对一个生命具有同样的毁灭性。**

回家后，我父亲仍然不确定怎么办。然后他接连摔了五六跤，腿部的麻木感更严重了。他开始感觉不到脚的存在。有一次，倒下去的时候，他的头重重地碰在地上，之后让我母亲打了911。紧急医疗救护技术员（Emergency Medical Technician, EMT）赶到了，警铃大作。他们把他抬上担架板，给他戴上硬颈围，迅速把他送到了急诊室。三个小时以后，他拿到的X线片确定他没有骨折，他终于可以坐起来，取掉硬颈围了。此时，僵硬的颈围和坚硬的担架板已给他造成了极度的疼痛，医生给他注射了几剂吗啡才镇住了疼痛，就这样一直折腾到半夜才放他回家。他告诉我母亲，他再也不想经受这样的过程了。

两天后的一个上午，我接到母亲的电话。当日凌晨两点，我父亲起床上卫生间，但是起身的时候，他的腿支撑不住，他就地倒了下去。好在地上铺了地毯，他没碰着头，好像也没受伤。但是他没法自己站起来，他的手臂和腿都太虚弱了。她努力想把他弄回床上，但是他太重了，而他也不想再叫救护车。于是，他们决定等到第二天早晨再找人帮忙。她把床上的毯子和枕头给他扯下来。她不想让他一个人躺在那儿，于是陪他一起躺在地上。但是，由于她患有严重的膝关节炎——她自己也75岁了，现在，她发现自己也起不来了。早晨8点钟，家政工来到家里，发现他们双双睡在地上。她扶我母亲站起来，然后两人一起把我父亲扶到床上。我母亲就是在这时候给我打的电话，声音听上去惊魂未定。我让她把电话递给我父亲。他在那边哭，情绪狂乱、语无伦次，我听不懂他在说什么。

"我好害怕，"他说，"我要瘫痪了。我不能瘫痪啊，我不想，我不想经历这一切。我宁肯死也不愿意受这个罪。"

我的眼泪一下出来了。我是个外科医生，我喜欢解决问题，但是我该怎么解决这个问题呢？有两分钟的时间，我在电话一端默不作声，只是听他一遍遍重复说他不能受这个罪。他问我能不能回去一趟。

我说："好。"

"你可以把孩子们带来吗？"他以为他快死了，但是问题在于他还不会死。我意识到，他会这个样子好长一段时间。

我告诉他："我先来吧。"

我立即安排预订回俄亥俄的机票，取消了在波士顿的预约门诊和答应别人的事。两个小时后，他又打来电话。他已经平静下来了，又可以站起来了，甚至能够走到厨房。"你不用来了，"他说，"周末来吧。"但是我决定还是回去，父亲的病情明显在加重。

那天傍晚我赶到雅典的时候，父母正坐在餐桌边吃晚饭。在回顾6个小时前瘫倒在卧室地上的情形时，他们已经把它当成了一件趣事。

我母亲说："我已经好多年没在地上睡过了。"

我父亲说："很浪漫。"声音里带着咯咯的笑声。

我努力想同他们一样显得轻松一些，但是，眼前的这个人跟我几个星期前才看到的那个人相比，完全变了个样子。他更瘦了，非常虚弱，口齿时不时有些含糊。他往嘴里送食物变得很困难，饭菜都弄到了衬衫上。他需要别人帮助才能站起来，眼前的他似乎一下子变老了。

麻烦来了。那天，我第一次真正理解了瘫痪对他意味着什么。那意味着连最基本的事情——站起来、上卫生间、洗澡、穿衣服，都变得困难起来，而我母亲没办法帮他。这个问题需要讨论。

那天晚上晚些时候，我同父母坐下来。我问道："我们要怎么照顾你，爸爸？"

他说："我不知道。"

"你呼吸困难吗？"

"他能够呼吸。"我母亲说。

我对她说："我们需要合适的办法照顾他。"

她说："也许他们可以给他化疗。"

他严厉拒绝："不。"他决心已定。仅仅是类固醇的副作用（出汗、焦虑、无法思考、喜怒无常），他都已经难以忍受，他没觉得有任何好处。他不认为一个完整的化疗疗程能达成任何医学意义上的改善，而且他不想要那些副作用。

深夜，我帮着母亲把他扶上床，我同她讨论他可能需要的帮助。他需要护理、病床、防止褥疮的充气床垫、防止肌肉僵硬的理疗。我们是不是应该看看疗养院？

听到这个建议，她惊得目瞪口呆。她说，绝对不要。她有朋友住在附近的疗养院，他们的状况令她惊骇。她无法想象把他送去任何一家疗养院。

我们来到了岔道口——我曾经目睹几十个病人经过的同样的岔道口，我亲眼看到爱丽丝·霍布森经过的同样的地方。我们面对的是无法解决的问题，但是我们固执地相信，我们面对的问题并非不可处理。然而，除了下一次麻烦来袭时打 911，除了把自己拱手交给医学解决问题的逻辑和趋势，我们还能怎么办？我们三个人加起来总共有 120 年的行医经验，但是这对我们仍然是一个谜。而结果对我们是一次教育。

艰难的谈话如何开始

我们需要一些选项，但是无法指望在雅典为虚弱、老年的人们找到波士顿有的那些地方。那是阿巴拉契亚山脚下的一个小镇，当地的大学俄亥俄大学是它的命脉。县里有 1/3 的居民生活贫困，使得本县成了全州最穷的县。所以，当我四处寻访，发现即便在这儿，人们也在反抗医学和机构控制他们的老年生活方式时，我吃惊不小。

我同玛格丽特·康恩交谈，得知她和她丈夫诺曼都是退休的生物学家。她丈夫患有一种叫作强直性脊柱炎的关节炎，同时由于震颤和年轻时候的脊髓灰质炎感染，他走路越来越困难。他们很担心，不知道能不能在家里做到生活自理。他们的三个孩子各住一方，他们不想被迫搬去和任何一个孩子共同生活，希望就住在这儿。但是，他们想在镇里寻找一个辅助生活机构时，却发现连一个勉强可以接受的地方都找不到。她告诉我："我宁愿住帐篷也不愿意去那种地方。"

既然没人在乎他们这样的老人，她和诺曼决定自己想办法对付。她说："我们意识到，如果我们自己不做，没人会为我们做。"玛格丽特在报上读到了一篇文章谈灯塔山村（Beacon Hill Village）——这是波士顿的一个项目，专为住在家里的老年人提供社区支持。她大受启发。康恩夫妇邀约了一帮朋友，于 2009 年依据同样的模式组建了雅典村（Athens Village）。他们测算了一下，如果每年有 75 个人，每个人每年只要付 400 美元，就足够确立基本的服务。第一年就有 100 个人登记了，于是雅典村开张了。

他们雇的第一个人是一位特别友善的杂务工，他愿意帮助人们做各种凡俗事务。在你自己能够做的时候，你会觉得家里的这些事务都是理所当然的，然而一旦做不了了，才发现它们对于你的生存至关重要——修理坏掉的锁、换灯泡、处理坏了的热水器。

玛格丽特说："他几乎什么都会做。参加项目的人都觉得，这个维修工一个人就值 400 美元。"

他们还聘请了一位兼职的主任，负责探视项目成员。如果停电了或者有人需要焙盘菜，她会召集能够顺便上门拜访的志愿者。当地一家上门服务护士代理机构（visiting nurse agency，也叫家庭病房护士）提供免费办公场地，为会员提供护理服务费折扣。教会和民间组织为需要的会员提供日常运送服务和送餐上门服务。就这样，靠着一点一点的积累，雅典村的服务项目建立起来了，一个保证成员出现困难时不至于孤立无援的集体形成了。它的建立对于康恩夫妇再及时不过。建立一年之后，玛格丽特摔了一跤，再也离不开轮椅。即便在他们两个人都残疾、都 80 多岁时，他们也还能在家生活。

我父母和我讨论过是否加入雅典村。另外一个唯一的选项是家庭善终服务，而我犹豫着不肯提起。仅仅提到它就会把黑暗、压抑的死亡话题拽到我们面前的咖啡几上，而讨论雅典村让我们可以假装父亲经历的只是一种衰老。但是，我还是硬起心肠，问他们是不是也可以考虑一下家庭善终服务。

结果，我父亲愿意考虑善终服务，我母亲则不那么情愿。她说："我觉得不需要。"但是，父亲说，也许让他们来个人介绍一下情况也不错。

第二天上午，阿巴拉契亚社区善终服务所的一位专科护理师（nurse practitioner）来访。我们沏了茶，一起围坐在餐桌边。我承认当时对这位护士没什么期待，毕竟这里不是波士顿。然而，她打动了我。

"你多大年龄了？"她问我父亲，"是不是到处都痛？"

他说："现在不痛。"

"那你哪儿会痛？"

"脖子和背。"

我认识到，通过这个开场白，她确定了几件事。她确定了我父亲的心智能够交谈。她立即表达清楚她关心的对象是他和他的状况，而不是他的病或者医生的诊断。而且，她让我们明白，无论是不是被一群医生围着，她很明确自己的工作任务。

她看上去 50 岁左右，留着一头剪得短短的白发，穿了一件白色的棉运动衫，胸前绣着一朵玫瑰，听诊器从她的衣服口袋里冒了出来。她的英语带有本县的口音。

闻言，她立即切入正题。

"他们让我带来了善终服务文件，"她对我父亲说，"你有什么想法？"

我父亲没有立刻回答。护士等着他，她懂得保持沉默。

"我觉得这可能是最好的办法，"他说，"因为我不想化疗。"

"你有些什么问题？"

"呕吐，"他说，"疼痛，头晕。那些药让我过于嗜睡。我试过把泰诺和可待因一起服用，也试过酮洛酸氨丁三醇片。现在吃的是克他命。"

他继续说："今天早晨醒来后，情况大变。我起不来床，连往上移一下枕头都不行。我拿不住牙刷刷牙，提不上裤子和袜子。我的躯体虚弱乏力，要坐起来都很艰难。"

她说："善终服务就是姑息治疗，就是通过给予相应的照料帮助病人处理这些困难。"她逐项核对联邦医疗保险会为我父亲支付的服务。他会有一个姑息治疗医生帮他调整药物和其他治疗，尽可能减轻他的呕吐、疼痛和其他症状；他会享有护士上门探视，以及一天24小时紧急电话护理支持。他享有每周14个小时的家庭健康助理服务，包括帮他洗澡、穿衣服、打扫屋子——任何非医疗事务。还有一位社工和精神顾问可以为他提供服务。他会得到他需要的医疗器械，还可以随时"废止"（停止善终服务）。

她问他是想现在就开始采用这些服务，还是需要想一想。

他说："现在就开始。"很明显，他已经准备好了。我看了看我母亲，她一脸茫然。

专科护理师切入了本质问题：他有生前预嘱（Do not resuscitate，DNR）

吗？有婴儿监视器或者呼叫照料者的铃铛吗？家里是不是 24 小时有人可以帮忙？

然后她问："你想用哪一家殡仪馆？"她的问题让我十分震惊——我们真的在谈这个话题吗？看到她坦然的表情，我又觉得安心，这对她原本就是很正常、普通的事情。

他毫不犹豫地说："耶格斯。"我一下意识到，他一直在考虑这件事。我父亲很平静，而我母亲则很震惊——这超出了她预期的轨道。

护士转向我母亲，不失善意，但是也再明确不过地对她说："他断气后，不要打 911，不要叫警察，不要叫救护车公司。打电话给我们，有一位护士会来帮忙。她会解除麻药，准备死亡文件，清洗身体，联络殡仪馆。"

"现在我们不考虑死亡的事，"我母亲说，"只是瘫痪。"

护士说："好的。"

她问我父亲最关心的是什么。他说他希望可以保持体力，能够打字，因为 E-mail 和 Skype 是他和世界各地的家人、朋友联络的方式。另外，他不想要疼痛。

他说："我想要快乐。"

她差不多待了两个小时。她给他检查身体，检查屋子里有没有安全隐患，考虑放床的地方，制订护士和家庭健康助手上门的计划。她还告诉我父亲他主要需要做两件事：她发现他随意服用镇痛药，搞不清楚每种药吃多大量，她告诉他需要坚持吃一种药并把用药反应记录下来，以便善终服务组准确评估效果，帮助他找到减轻疼痛和头晕症状的最佳组合；另外，她还叮嘱他不要再尝试自行起立或者走动。

他说："我习惯了站起来到处走走。"

她说："葛文德医生，如果你股骨骨折的话，那可就真的是灾难了。"

他同意听从她的指示。

接下来的几天，善终服务的两项简单指示带来的变化着实令我吃惊。我父亲还是忍不住摆弄他的那些药，但是比过去好多了，同时他开始记录自己的症状和服用的药品及服药的时间。来访的护士每天和他一起阅读他的记录，确定要做的调整。在此之前，我们感觉他要么很痛，要么用药严重过量，好像喝醉了一样，口齿不清，胡言乱语，控制不住四肢。新的调整逐渐平息了这种模式，醉酒的状态完全消失了，疼痛控制也得到了改善。虽然令他非常沮丧乃至愤怒的是，疼痛从来没能得到完全的控制。

他也遵从了不一个人走动的指示。善终服务机构帮我父母雇了一个在家过夜的个人护理助手，在我父亲需要的时候，协助他上卫生间。之后他没再摔倒过，而我们这才逐渐认识到，之前的每次摔跤都会让他的情况倒退很多。不摔跤之后，他的背部和脖子的痉挛症状一天天减轻，疼痛也得到了更好的控制，体力也增加了。

我们亲眼见证了这种"**把今天过到最好、而不是为了未来牺牲现在**"的做法的效果。他已经完全只能依靠轮椅了，但是，他没有全身瘫痪。凭着助步车，他有能力设法进行短距离行走。他控制双手的能力及他的手臂力量都有所提升。他打电话和使用电脑的困难程度降低了。很快，他甚至又能在家里招待客人了。他发现，在可怕的肿瘤留给他的狭小的可能性空间内，依然有生活的余地。

两个月过去了。6月份，我从波士顿飞回去，不仅是看他，同时还要在俄亥俄大学发表毕业致辞。一年以前，从得知我受邀的那一刻，父亲一直很兴奋自己也要出席这次集会。他觉得很荣耀，而我也幻想着我父母在场的情形。很少有什么事情像家乡真正想要自己回去那样更加令人欣喜。然而，有一阵子，我害怕父亲可能活不了这么久。但在临近致辞的最后几周，父亲状态不错，显然他能够活到那个时候，计划遂转入后勤准备。

典礼将在学校的篮球场举行，毕业生自带折叠椅，坐在地板上，学生家长则坐在看台上。我们想出的办法是，用高尔夫球车把父亲带到外面的斜坡上，然后把他转移到轮椅上，然后将他安顿在球场边上观看。但是，到了那天，球车把他载到现场门口后，他执意要自己走，而不肯坐早已准备好的轮椅。

我扶他站起来。他抓住我的胳膊，开始迈步。半年以来，他行走的距离最多不超过客厅。但是那天，他慢慢地拽脚而行，走过了这个球场，然后又爬了20级水泥台阶，来到家属看台。仅仅是目睹这个过程我就几乎快受不了了。我对自己说，这就是一种不同的护理、一种不同的药所带来的可能性，这就是艰难的谈话能够取得的成果。

Being Mortal

Medicine

and

What Matters

in the End

08

勇气
最好的告别

公元前 380 年，柏拉图在《拉凯斯》中记录了苏格拉底和两位雅典将军的对话。他们想寻求一个看似简单的问题的答案，那就是，何为勇气？拉凯斯和尼西亚斯两位将军去找苏格拉底解决他们之间的一个争端：是否应该教育接受军事训练的男孩们戴着盔甲战斗？尼西亚斯认为应该，而拉凯斯持相反意见。

苏格拉底问："训练的最终目的是什么？"

他们认为是培养勇气。

那么，什么是勇气？

勇气，拉凯斯答道："是心灵的某种忍耐。"

苏格拉底表示怀疑。他指出，有时候，勇敢不是不屈不挠，而是退却甚至逃跑。世上难道没有愚蠢的忍耐吗？

拉凯斯表示同意，但又加了一个定语。也许勇气是"智慧的忍耐"？

这个定义似乎更恰当。但是苏格拉底质疑勇气是否一定和智慧有如此密切的联系。他问道："难道我们不赞赏追求一个不明智的目标的勇气吗？"

拉凯斯承认："也是。"

这时尼西亚斯登场了。他争辩说，勇气就是"在战争中或者在任何事情中，知道需要害怕什么或者希望什么"。但是苏格拉底发现他的定义也有问题，因为一个人可以在对未来一无所知的情况下保有勇气。实际上，个人常常必须如此。

两位将军被难住了。故事结尾处，他们都没有得出最终结论。但是，读者可能会得出这样的结论：**勇气是面对知道需要害怕什么或者希望什么时体现的力量，而智慧是审慎的力量。**

在年老和患病的时候，人至少需要两种勇气。**第一种勇气是面对人终有一死的事实的勇气——**寻思真正应该害怕什么、可以希望什么的勇气。这种勇气已经够难了，我们有很多理由回避它。**但是更令人却步的是第二种勇气——依照我们发现的事实采取行动的勇气。**问题在于明智的目标往往并不那么明确。很长时间以来，我以为这只是因为不确定性。当我们很难知道会发生什么时，我们就难以知道应该做什么。但是，我认识到，更为根本的挑战是：个人必须决定他所害怕或者希望的事项是否应当是最紧要的。

选择比风险计算更复杂

从俄亥俄回到波士顿、返回医院的工作岗位后，一天深夜，我收到一封邮件：朱厄尔·道格拉斯回来了，她又无法进食了。无疑，她的癌症又进一步恶化了。她已经坚持了三个半月——比我原来以为的长，但是比她期望的短。症状在一个星期内日渐升级：开始是腹部肿胀，然后是一阵阵的痉挛性腹痛，然后是恶心，最后发展为呕吐。她的肿瘤医生让她来医院。扫描显示卵巢癌已经扩散、长大了，再次部分阻塞了肠道。她的腹部也胀满了积液，这是她的一个新问题——肿瘤沉淀物塞满了她的淋巴系统。淋巴系统的作用类似于暴雨下水口，负责排除身体内层分泌的润滑的液体。系统一旦阻塞，液体就无处可去。横膈膜以上发生这种情况时——萨拉·莫诺波利的肺癌就引发了这种情况，胸腔会像个灌满水的大瓶子，造成呼吸困难；如果横膈膜以下被阻塞，也就是道格拉斯这种情况，那么，肚子就像一个橡皮球，让你觉得好像要爆炸一样。

我来到道格拉斯的病房。要不是看过扫描，我永远不会知道她病得那么重。"哈，看谁来了！"她那语气让我觉得好像是到了一个鸡尾酒会。"你好吗，医生？"

我说："好像该我问你这个问题。"

她满脸灿烂的笑容，指着房间里的每个人给我介绍。"这是我丈夫亚瑟，你认识他的；这是我儿子布雷特。"她把我逗笑了。这会儿已经是晚上11点了，她的肚子连30毫升的水都装不下，而她仍然涂了口红，银白色的头发梳得整整齐齐的，而且她坚持要做介绍。她并非不知道自己的处境，但是，她不想把自己当成病人，也不喜欢围绕疾病的严峻气氛。

我告诉了她扫描结果。她完全没有表现出任何不肯面对事实的情绪，但是怎么处理事实则是另外一回事。像我父亲的医生一样，肿瘤医生和我也有一长串的选项。有一系列的新化疗方案可以试用于缩小肿瘤，我也有几个针对她的情况的手术方案。我告诉她，通过手术，我可以解除肠梗阻，但是我也可以绕开它。我可以把梗阻的肠袢接到没梗阻的肠袢上，或者，我也可以把梗阻上方的肠子切断，给她做一个回肠造口术，以后她都得这样生活了。我还可以给她插几根管子——永久性的栓，可以根据需要打开，释放梗阻引流管和肠道排出的液体。手术有发生严重并发症的风险——伤口破裂、肠漏入腹腔、感染，但这是她唯一重新获得饮食能力的途径。我也告诉她，我们并不是非得化疗或者手术。我们也可以用药物控制她的疼痛和恶心，安排她在家接受善终服务。

这些选项让人无所适从，听起来都很吓人。她不知道该怎么办。我羞愧地意识到，我又变成了资讯型医生——这是事实和数据，你想怎么办？于是我退回来，问她我问过我父亲的问题：她最大的恐惧和关心有哪些？她最重要的目标有哪些？她愿意做哪些交换、不愿意做哪些交换？

并不是每个人都能够回答这些问题，但是她可以。她说她希望没有疼痛、恶心或者呕吐。她想吃东西。最重要的是，她想重新站起来。她最大的恐惧是没法再过正常的生活并享受生活——怕自己回不了家，不能跟爱的人在一起。

至于说愿意做什么交换、为了以后有更多时间的可能性现在愿意牺牲些什么，她的回答是："不多。"她的时间观在改变，她专注于当下和最亲近的人。她说目前自己心里最重要的事是那个周末的一场婚礼，她死活不想错过。她说："亚瑟的弟弟要和我最好的朋友结婚。"他们的第一次约会是她安排的。现在，婚礼就在两天以后的周六下午1点。"那对我来说，是最好的事情。"她说。她丈夫要负责捧戒指，而她本来要做伴娘。她说，为了去那儿，她什么都愿意做。

方向一下明确了。化疗改善她当前状况的前景很渺茫，对她现有的时间是一个巨大的损失。手术也绝无可能让她去参加婚礼。于是，我们做了个计划，看能不能让她去那儿。我们等她回来再决定以后的步骤。

我们用一根长针从她的腹部抽出了一升茶色液体——这至少让她暂时感觉好些，又给她开了控制恶心的药。她能够喝一些水，保证饮水足量。星期五下午 3 点，我们放她出院，交代她不能饮用超过苹果汁稠度的任何东西，婚礼之后回来找我。

她没能去，当天晚上她就回了医院。仅仅是坐车的摇晃和颠簸，就又把她搞吐了，痉挛又发作了。回家后，情况变得更糟糕。

我们都赞同眼下手术是最佳方案，并安排第二天做。我将重点放在恢复她的吃饭能力和插入引流管。其后，她可以决定是继续化疗还是接受善终服务。她是我见过的最清楚自己的目标以及为实现目标愿意做什么的人。

然而连她也拿不准。第二天早晨，她要我取消手术。

她说："我害怕。"她认为自己没有勇气经受这个过程。她翻来覆去想了一个晚上。她想象着疼痛、插管以及回肠造口术可能会带来的各种屈辱，以及可能要面对的各种莫测高深的并发症。她说："我不想接受存在风险的机会。"

随着交谈的深入，情况变得明晰：她的困难不是面对风险缺少采取行动的勇气，而是希望能搞清楚如何看待这些风险。她说自己最大的恐惧是受苦。虽然做手术是为了减少她的痛苦，但是，手术会不会使情况更糟而不是更好呢？

我说，有可能。手术给她重新进食的机会并很可能会控制住恶心，但是也同样很可能不会改善情况而只是给她造成痛苦，甚至还会增加新的痛苦。我告诉她，我估计自己有 75% 的机会使她的未来更好——至少是暂时更好，有 25% 的可能会使之更差。

所以，她的正确做法是什么？为什么选择这么痛苦？我意识到，选择比风险计算复杂多了。在消除恶心、恢复吃饭能力的机会与疼痛、感染和必须往袋子里排便的可能之间，如何进行权衡？

大脑给我们两种权衡类似痛苦这类经验的方式——有当前理解及事后理解之分，而这两种方式有着深刻的矛盾。在影响巨大的《思考，快与慢》（*Thinking, Fast and Slow*）一书中，诺贝尔奖得主丹尼尔·卡尼曼（Daniel Kahneman）叙述的一系列实验阐明了发生的情况。在其中一个实验中，他和多伦多大学的医生唐纳德·雷德米尔（Donald Redelmeier）在287位病人处于清醒状态、正要接受结肠镜检查和肾结石手术之前，对他们进行了研究。研究人员给病人一种设备，让他们在从1（不痛）到10（难以忍受的疼痛）的范围内，每60秒评估一次疼痛程度，相应的评估系统会对逐刻疼痛感受提供量化的测量。最后，他们还要求病人评估整个过程的疼痛感。手术过程从4分多钟到60多分钟不等。病人一般报告整个过程的疼痛程度为低度到中度，而过程中有些时候觉得非常痛。1/3的结肠镜检查病人和1/4的肾结石手术病人在整个过程中，至少有一次报告疼痛程度是10。

我们自然的假设是最终的评估代表着逐刻评估的总体。我们相信长时间的疼痛比短时间更糟糕，平均程度较大的疼痛比平均程度较小的疼痛更糟糕。但病人的报告根本不是这样的。相反，他们的评估用卡尼曼称作的"峰终定律"（Peak-End rule）可以得到最好的预测：只计算在两个时刻体验到的平均疼痛，即过程中最糟糕的一个时刻和最后时刻。根据强度最大的疼痛水平和检查结束时的水平，而不是根据疼痛总量，胃肠病医生对于他们给病人造成的疼痛的估计与病人自己的估计非常相似。

人好像有两个不同的自我：体验的自我平等地忍受每时每刻的体验，而记忆的自我事后几乎把全部的判断权重放在两个时刻上，即最糟糕的时刻和最后的时刻。即便在结果异常的情况下，记忆的自我也似乎坚持峰终定律。即便刚刚经受了半个多小时的高水平疼痛，只要在医疗过程结束时有那么几分钟不痛,病人对总体疼痛的评价就会戏剧性地降低。事后他们报告说:"没有那么可怕。"而糟糕结尾则同样戏剧性地推升疼痛评分。

多个背景下的研究都证实了峰终定律以及我们对疼痛长度的忽视。研究还说明,这个现象也同样适用于人们对愉快经验的评价。每个人都了解观看体育比赛的经验:一支球队在整个比赛中都表现得很出色,但是在结束的时候出了意外状况,我们会觉得糟糕的结尾毁了整体感受。然而,这个判断在根源处有一个矛盾:体验的自我获得了几个小时的愉快,而只有一小会儿的不愉快,但是记忆的自我则看不到任何的愉快。

记忆的自我和体验的自我会对同样的经验有极为不同的评价,困难在于,我们该听哪一个的。这就是朱厄尔·道格拉斯苦恼的本质,一定程度上也是我的苦恼——如果我要帮助指导她的话。我们是要倾听把注意力集中于最坏的事情上的记忆的自我吗(在这个事例中,是期待的自我)?还是倾听体验的自我?如果她选择做手术,而不是回家,她甚至还能暂时获得吃东西的能力,那么,体验的自我可能会在未来一定时期内感受到较低水平的平均痛苦。

说到底,**人们并不仅仅把他们的生活看作全部时刻的平均数**——毕竟,要是算上睡觉时间,基本就没什么了。对于人类来说,生命之所以有意义乃是因为那是一个故事。一个故事具有整体感,其弧度取决于那些有意义的时刻、那些发生了重要事情的时刻。逐刻评价人们的愉悦水平和痛苦水平忽视了人类存在的这一根本面向。**表面看似幸福的生命可能是空虚的,而一个表面看似艰难的生活可能致力于一项伟大的事业。**我们有超出自身的目标。不同于沉湎于当下的体验的自我,记忆的自我不仅试图识别愉悦的高峰和痛苦的低谷,而且还有故事整体展开的方式。为什么一个足球迷会让比赛结束前糟糕的几分钟毁掉三个小时的巨大快乐?因为一场足球比赛就是一个故事。

对于故事而言，结局是最重要的。

然而，我们也认识到，不应该忽视体验的自我——高峰和结尾并不是唯一重要的部分。青睐极度快乐的时刻而忽视稳定的幸福，从这一点来说，记忆的自我并非总是明智的。

"我们的心智结构内在有一种不一致性，"卡尼曼评述道，"我们对于痛苦和愉快经验的持续程度有强烈的偏爱，希望痛苦短暂而快乐持久。但是我们的记忆……发展到只呈现一个事件最痛苦或者最愉快的时刻（高峰）和事件结束时的感受。忽视持续时间的记忆不满足于我们对长时间愉快和短时间痛苦的偏好。"

当我们时日无多，不确定如何最好地满足自己的优先考虑时，我们被迫应付对体验的自我和记忆的自我都要紧的实际情况。我们不愿意忍受长时段的痛苦，缩短欢乐的时光。然而，有些欢乐使得忍受痛苦富有价值。高峰是重要的，结局同样如此。

朱厄尔·道格拉斯不知道自己是否愿意面对手术可能给她造成的痛苦，担心手术使她的情况恶化。她所说的"我不愿意接受存在风险的机会"，在我看来，意思就是她不愿意接受豪赌她的故事结局。另一方面，她还有那么多的愿望，不管听上去它们多么平凡。就在那个星期，她还去了教堂，开车去了商店，给家人做了晚饭，跟亚瑟一起看了一个电视节目，帮一个孙子出主意，并和她亲爱的朋友们一起制订婚礼计划。如果能够让她继续这样哪怕多一天，如果能够解除一会儿肿瘤带来的痛苦、让她同她爱的人们一起再享受一些这种体验，她就愿意忍受更多。另一方面，目前她的肠道紧紧封锁，液体像滴水的水龙头一样注满腹腔。她不愿意再发生比这更糟糕的状况，看起来似乎应该止步于此了。但是那个周六的上午，在她的病房里，家人围绕在她的身边，手术室就在楼下，在交谈的过程中，我渐渐明白，她告诉我的正是我所需要了解的。

我告诉她，我们应该做手术，但是是按照她刚才所阐明的方式——在不冒险的前提下，尽我所能帮助她回家和家人在一起。我会放进去一个腹腔镜，看看情况。只有在我发现手术相当容易操作的情况下，我才会尝试解除她的肠梗阻。如果不容易做、有风险，那我就只放进几根细管引流她的备用栓。我准备做一种字面上听起来互相矛盾的手术：姑息手术。这种手术，无论其内在有着怎样的破坏力和风险，压倒一切的优先考虑是只采取可能让她立即觉得舒服的措施。

她一言不发，沉思。

她女儿握着她的手，对她说："我们应该做，妈妈。"

"好吧，"道格拉斯说，"但是不要冒险。"

我说："不冒险。"

给她打了麻药、等她睡着了以后，我在她肚脐上方切了一个一厘米多的口子，一股稀薄、带血的液体从里面奔涌而出。我把戴着手套的手指伸进去，探寻可以置入纤维光导内窥镜的空间。但是，一块坚硬的糕饼状肠袢把我给挡住了，放不进去。我连一个摄像头都放不进去。我让住院医师用刀往上扩大切口，直到切口大到我可以直接往里探看并伸进去一只手。在洞的底部，我看见有一圈没有梗阻的扩张的肠子——看上去就像一条过于膨胀的粉红色的内胎，我觉得可以把它拉出来，在皮肤上做一个结肠造口，这样她就又可以进食了。但是它和肿瘤粘连在一起，在试着把它同肿瘤分离的时候，我们觉得这样明显有造成永远无法修复的漏洞的风险。腹腔内部有漏洞可是场灾难。于是,我们罢手了。她交给我们的目标很清楚:不冒险。我们改变了重点,插入了两根长长的塑料引流管。一根直接插到胃里,清空胃里堆积的东西;另一根放在开放的腹腔里,清除肠外的积液。然后我们缝合了切口,结束了工作。

我告诉她的家人我们无法帮助她恢复进食,道格拉斯苏醒以后,我也把情况给她讲了。她女儿哭了,她丈夫对我们的努力表示感谢,而道格拉斯尽力表现得若无其事。

她说:"反正我从来也不迷恋食物。"

插管极大缓解了她的恶心和腹部疼痛——"90%。"她说。护士教给了她恶心的时候如何打开胃管往袋子里释放积液,以及肚子觉得太紧时打开腹管往袋子里释放积液的方法。我们告诉她,她可以想喝什么就喝什么,甚至也可以吃点儿软食,尝尝味道。术后三天,她出院回家,接受善终服务人员照顾。临走之前,她的肿瘤医生和肿瘤专科护理师见了她。道格拉斯问他们她还能活多久。

"他们两个的眼里都满含泪水,"她告诉我,"那就等于是回答我了。"

道格拉斯出院几天以后,她和她的家人允许我下班后顺便去她家拜访。她亲自开的门。因为那些管子,她穿着一件睡袍,并为此表示歉意。我们在她家客厅坐下来,我问她情况怎么样。

她说还好。"我感觉得到我的情况在恶化、恶化、加速恶化。"但是她一整天都在见老朋友和亲戚,她非常喜欢见到他们。"真的,这是我的命脉,所以我想见大家。"为了避免累着她,家人让客人交叉来访。

她说她一点儿都不喜欢身上凸出来的那些玩意儿,管子从她肚子里冒出来的地方很不舒服。她说："我没想到会有这样持续的压力。"但是，当她第一次发现只要打开管子，她就不再恶心时："我看着管子说：'谢谢你们在这儿陪我。'"

她只服用泰诺镇痛。她不喜欢用麻醉药，因为那会让她瞌睡，变得更为虚弱，干扰她见客人。"也许我把善终服务的人搞懵了，因为我在某个时刻说过：'我不想要任何不舒服。拿来吧。'"——她指的是拿麻醉药过来。"但是我至今还没到那一步。"

我们那天主要谈她的人生回忆，她的回忆都很美好。她说，她已经和上帝和好了。离开的时候，我想，至少这一次，我们做对了。虽然道格拉斯的故事没有以她想象的方式结束，但它还是以对她最重要的、她能够选择的方式结束的。

两周后，道格拉斯的女儿苏珊给我写了一封信。"妈妈于周五早晨去世了。她在安静的睡眠状态中停止了呼吸，走得非常平静。当时我爸爸一个人陪在她身边，我们其他人都在客厅。这个结局是如此完美，正如我父母之间的关系。"

善终不是好死而是好好活到终点

我从来不敢说结局可以控制，因为没有人真的能够控制。说到底，物理学、生物学和意外事故对我们的生活为所欲为。但是重点在于，我们也并不是完全无能为力的。所谓勇气，就是同时认识到这两个事实。我们有采取行动、建构我们自己的故事的空间，尽管随着时间的推移，局限性越来越大。当我们理解到这一点，就可以明确几个结论：我们在对待病人和老人方面最残酷的失败，是没有认识到，除了安全和长寿，他们还有优先考虑事项；建构个人故事的机会是维持人生意义的根本；通过改变每个人生命最后阶段的可能性这一方式，我们有机会重塑我们的养老机构、我们的文化和我们的对话。

不可避免，这些可能性在最后的延展范围会产生这样一个问题——维持人的自主性和控制力的逻辑，在人们需要的时候，是否可以帮助他们加速死亡。"辅助自杀"（assisted suicide）业已成为艺术术语，虽然其鼓吹者更喜欢用"有尊严的死亡"这个委婉的说法。即便医学界强烈抗议这种做法，但我们仍然允许人们绝食、绝水或者停止用药和治疗，这说明我们显然已经部分承认了这种权利。每次我们解除一个人的人工呼吸机或者人工喂食，都是在加快其死亡。经过一些抵制以后，心脏专家现在接受在病人需要的情况下，他们有要求其医生关掉起搏器（一种调整病人心率的人工手段）的权利。即便明知会加速死亡，我们也承认了允许病人采用麻醉剂和镇静剂的必要性。提倡者的全部追求就是要给予受罪的人获得解除痛苦的医药使用方面的权利，只不过这一次医药同样也是加快他们死亡的时机。我们迎头遭遇到维持这样一个明确且连贯的哲学性分野的困难：给予人们停止延长其生命的外在或者人工过程的权利，与给予他们停止延长其生命的自然的、内在过程的权利。

根本上，这个争论关乎我们最害怕犯的错误——延长痛苦的错误抑或缩短宝贵生命的错误。我们阻止健康人自杀，因为我们认为他们的精神痛苦往往是暂时性的。我们相信，在帮助之下，记忆的自我之后对于事情的看法会不同于体验的自我——实际上，只有少部分从自杀中被挽救回来的人会继续试图自杀；最终，绝大多数人都很高兴活了下来。但是，对于我们明知其痛苦会加重的绝症患者，只有铁石心肠的人才不会心生同情。

尽管如此，我还是害怕，一旦我们把医学实践的领域扩大到可以积极地帮助病人加速死亡，会产生怎样的后果。我不那么担心对这些权力的滥用，而更担心对它们的依赖。为避免发生错误和滥用，提倡者设定了严格的界限。在允许医生开致死性药物的地方，如荷兰、比利时和瑞士这样的国家及美国的俄勒冈、华盛顿及佛蒙特等州，他们只能给特定的成年绝症患者开这类药：他们有着难以忍受的痛苦、他们在不同场合反复提出要求、有书面证明说明他们的行为不是由于抑郁或者其他精神疾病、有第二个医生确认他们满足标准。尽管如此，更大的文化必然决定这种权利的使用方式。例如，在荷兰，这种制度已经存在了几十年了，没有遭到过严重的反对，而且其使用显著增加了。到 2012 年，每 35 个荷兰人就有一个在死亡的时候寻求辅助死亡，这个事实并不是制度成功的标准——那是失败的标准。毕竟，**我们最终的目的不是好死，而是好好地活到终了**。荷兰人在发展提供好活到死的姑息治疗项目方面慢于其他国家。其中一个原因可能就是，辅助死亡制度强化了这样的信念：在一个人衰弱或者重病之时，通过其他措施减少痛苦并改善生活是不可行的。

的确，有时候生命终点的痛苦难以避免、难以忍受，帮助人们结束痛苦可能是必要的。如果有机会，我会支持法律允许提供给人们这类处方。相信有一半的人甚至不会使用他们的处方，但他们知道，如果需要的话，他们有这种权利，这会让他们觉得安心。但是，如果我们让这种能力偏离了改善病人生命质量的方向，那么，我们伤害的就是整个社会。辅助生活比辅助死亡艰难得多，但是，它的可能性也好得多。

人在痛苦挣扎的时候，不容易看到这一点。有一天，我接到我女儿亨特的钢琴老师佩格·巴切尔德的丈夫马丁的电话。他告诉我："佩格住院了。"

我早就知道她有严重的健康问题。两年半以前，她右臀部发生疼痛。差不多有一年的时间，她的病被误诊为关节炎。疼痛加剧以后，有一位医生甚至推荐她去看精神科医生，并给了她一本讲解"如何忘掉你的疼痛"的书。但是，扫描最终证实她长了一个接近 13 厘米的肉瘤。这是一种不常见的软组织癌症，深入到她的骨盆，在大腿处形成一个巨大的血块。治疗方法包括化疗、放疗，以及激进的手术——切除 1/3 的骨盆，然后用金属进行重建。那是地狱般的一年，她因为并发症在医院住了几个月。她本来喜欢骑自行车、做瑜伽、和她丈夫一起遛她的喜乐蒂牧羊犬、演奏音乐、教她亲爱的学生们。她只得放弃了这一切。

然而，佩格终于康复了，又能够授课了。她需要用加拿大拐杖（前臂处装了护腕的那种拐杖）才能走动，除此以外，她仍然维持了固有的优雅。学生马上就招满了。她 62 岁，高个儿，戴着又大又圆的眼镜，一头浓密的红褐色头发剪得短短的。她可爱温柔的性格使她成为学生极其喜欢的老师。当我的女儿拼命努力掌握一个音符或者技巧时，佩格从来不着急。她会让她试试这个、试试那个，当亨特终于做到时，佩格会由衷地欣喜，紧紧拥抱她。

回家一年半后，检查发现佩格长了由放疗引起的、类似白血病的恶性肿瘤。她回到医院化疗，但是在这个过程中仍然继续教学。每隔几周，她就需要重新安排亨特的上课时间，我们只好给当时才 13 岁的亨特说明情况。但是佩格总是设法继续上课。

这一次，她把上课时间推迟了整整两周。就在这时，我接到了马丁的电话，他是在医院打的电话。佩格已经入院几天了，他打开手机的扬声器以便她能说话。她听起来很虚弱，每说一句话都要停顿很久，但是她清楚表述了自己的状况。她说白血病治疗已经停滞几个星期了。由于免疫系统缺陷，她发热，受病菌感染。影像诊断显示，原来的癌症又出现在了臀部和肝区。癌症复发开始引起固定化的臀部疼痛，这种疼痛使得她大小便失禁，她觉得那是最后一根稻草了。这时她办了住院手续，她不知道该怎么办。我问她，医生说他们能做什么？

她说："没多少办法。"她听上去很平淡，绝望情绪很明显。他们给她输血、镇痛药和针对肿瘤引发的发热的类固醇，已经停掉了化疗。

我问她如何理解自己的状况。

她说她知道自己快死了，他们已经没什么办法了。说到这里，她的声音变得愤怒起来。

我问她有些什么目标，她看不到任何可能实现的目标。我问她未来有些什么惧怕，她罗列了一长串：面对更多的痛苦、因失去更多身体控制而遭受屈辱、无法离开医院。她声音哽咽，说不下去了。在医院这么多天，她的情况不断恶化，她害怕日子不多了。我问她他们有没有同她谈过善终服务。她说谈过，但是她不明白那能对她有什么帮助。

处于她那种状况的一些人，一旦被允诺"有尊严的死亡"，在没有其他明显选择的时候，可能会把它作为唯一的可控制的机会接受下来。我和马丁劝佩格试试善终服务。我说那至少可以让她回家，而且给她提供的帮助可能超出她的想象。我给她解释，至少在理论上，善终服务的目标是给人们尽可能最好的时光，尽管所谓的最好是他们定义下的。我说，她好像很久都没有过过一天舒服的日子了。

她说："是啊，是有——好久了。"

那似乎值得期望，我说，只要一天好日子。

48 小时之内，她出院回家，接受了善终服务。我们把消息告诉了亨特：佩格不能再给她上课了，她已经不久于人世了。亨特为此很受打击，她非常喜欢佩格。她想知道能不能再见佩格一次,我们不得不告诉她不可以。

几天后,我们接到一个令我们吃惊的电话——是佩格打来的。她说,如果亨特愿意的话,她乐意继续教她。如果亨特不想来,她会理解。她不知道还能上几次课,但是她想试试看。

善终服务使她可以重新授课,这超出了我的想象,当然也超出了她的想象。后来得知,当她的善终护理护士德博拉去了之后,她们开始讨论她生活中最在意的事,以及拥有可能的最好的日子对她意味着什么。然后她们一起努力实现她的愿望。

最初,她的目标只是应付日常生活困难。善终服务团队在一楼为她安了一张病床,这样她就不用爬楼梯了。他们在床旁安了一个活动便桶,并安排人帮助她洗澡、穿衣服。他们给她用吗啡、加巴喷丁和氢可酮镇痛,利他灵则有效解除了这些药引起的精神恍惚。

问题得到控制以后,她的焦虑得到了极大缓解。她扩展了视野。"她关注主要的机会,"马丁后来说,"她清楚地了解自己想要如何度过余下的时日。她要回家,她要教学。"

每上一次课都需要计划和很强的专业技术。德博拉教她学习如何确定自己的药量。"上课之前,她会多吃一些吗啡。关键在于要既给她足够的量,让她身体舒服,能够授课,但是又不能多到让她虚弱乏力。"马丁回忆道。

尽管如此,他说:"准备上课和上课之后的几天她都会变得更有活力。"她自己没有孩子,学生填补了她的这个缺憾。在告别人世之前,她还有一些事想让他们知道。"可以和她亲爱的朋友们道别,给学生们临别建议,这些对她很重要。"

采取善终服务后，她活了整整 6 个星期。她给亨特上了 4 周课，然后举行了最后的两场音乐会。一场的主角是佩格从前的学生，他们都是全美各地有成就的音乐家；另一场主要由她现在的学生表演，他们都是初中和高中的孩子。他们聚在她的客厅，为他们敬爱的老师演奏勃拉姆斯、德沃夏克、肖邦和贝多芬。

技术化的社会已经忘记了学者所谓的"垂死角色"（dying role），以及生命接近终点时，它对于人们的重要意义。人们希望分享记忆、传承智慧和纪念品、解决关系问题、确立遗产、与上帝讲和、确定留下的人能好好活着。他们希望按照自己的主张结束自己的故事。观察者认为这个角色无论对于逝者，还是对于活着的人，都是生命最重要的内容。如果是这样，那么，我们出于愚钝和忽视而剥夺人们的这个角色，就应该永远感到羞愧。一而再地，我们医学领域中的人在人们生命的终点给他们造成深刻的伤害，并对造成的伤害毫无觉察。

佩格要完成自己的垂死角色，并在死亡之前三天完成了这件事。三天后，她神志不清了，时而清醒，时而迷糊。

我对她的最后记忆是她最后一次钢琴演奏会接近尾声的时刻。她把亨特从人群中叫到一边，给了亨特一本音乐书让她保存，然后用手臂搂着亨特的肩。

"你很特别。"她轻声对亨特耳语说。她希望亨特永远记着这一点。

和父亲最后的对话

最后，是时候交代一下我父亲的故事的结局了。虽然做了所有的准备，虽然自认为懂得许多，但我们还是没有准备好。自从初春他接受善终服务以来，他好像到达了一个新的、不完美但是还可以把握的稳定状态。靠着我母亲、她请来的各种助手及他自己钢铁般的毅力，他过上了数周的好日子。

的确，每一天都有其痛苦和屈辱。他每天都要使用灌肠剂，会把床弄脏。他说镇痛药使他的头"迷糊""混乱""沉重"，他对此非常讨厌。他不想"被镇静"，他希望能够见人、跟人进行交流。然而，疼痛毕竟是更糟糕的事。一旦减少用药剂量，他的头就痛得厉害，脖子和背也会刺痛。受到疼痛困扰的时候，疼痛就是他的整个世界。他不断胡乱摆弄镇痛药，尽力想要找出既不让他觉得痛，又不让他头脑混乱的搭配——他希望感觉正常，像身体没垮的时候那样。但是，无论他用什么药、无论尝试任何剂量，正常都是遥不可及的状态。

然而，够好的状态还是可能达到的。在整个春天和初夏，他都还能举办晚宴，并坐在首座主持。他为印度的大学制订了新楼修建计划。尽管难以控制他无力的手，他每天还是发出十多封邮件。他和我母亲几乎每天晚上一起看电影，为诺瓦克·德约科维奇经过两周奋斗在温布尔登获胜而欢呼。我妹妹把新男友带回了家，觉得他可能是"那个人"——他们后来真的结婚了，我父亲为此高兴极了。每一天，他都会发现一些值得为之而活的时刻。几周变成了几个月，似乎他可以将这种状态一直维持下去。

如今回想起来，当时其实是有征兆表明他不会维持很长时间的。他的体重持续下降，他需要的镇痛药剂量不断增加。8月的头几天，我收到他发给我的一系列乱码邮件。

通电话的时候，他的语速慢了，句子之间有长长的停顿。他解释说他有时候觉得糊涂，交流出现了困难。他说他的邮件没有意义，虽然刚开始写的时候他觉得有。他的世界的大门正在缓缓合上。

8月6日早上8点钟，我母亲惊慌失措地给我来电话，说："他没醒来。"他有呼吸，但是她唤不醒他。我们以为是药物的原因。我母亲解释说，头天晚上，他坚持要吃一整片丁丙诺啡（这是一种麻醉药片），而不像过去，只吃半片。她劝他半天，最后他都发火了。他说，他不想痛。现在，他醒不过来了。作为曾经的一名医生，我母亲检查了他的瞳孔，瞳孔显示出麻药过量的特征。我们决定等待，等麻药过效。

三个小时后，她又给我打电话。她叫了救护车，而不是善终服务机构。"他脸色都泛青了，阿图。"当时她在医院急诊室。"他血压50，还没有苏醒，血氧水平很低。"医生给他用了纳洛酮，这是一种纠正麻药的药，如果他是麻药过量，那么，这种药可以让他苏醒，但是他没有反应。胸部X线片显示他右肺肺炎。他们给他戴上面罩，输100%的氧气、抗生素和液体。但是他的氧饱和度升不到70%以上——达不到活命的水平。我母亲说，现在医生问要不要给他插管、静脉滴注维持血压、转到ICU。她不知道该怎么办。

一个人的生命走到尽头的时候，也就是做决定的责任转移到另一个人身上的时候。我们很大程度上已经为这一刻做好了准备，我们已经做过艰难的谈话了，他已经明确交代过他希望如何书写故事的结尾——他不希望用呼吸机，不想受罪；他希望待在家里，和他爱的人在一起。

但是事情的发展却不遵循固定的方向，这对代理人的心智构成很大的困扰。仅仅在一天以前，他都还好像可以再活几个星期，甚至几个月。而现在，她得相信他最多不过还有几个小时。我母亲的心都要碎了，但是我们交谈了一会儿以后，她认识到我们冒险走的路是一条下坡路，重症监护为他维持的那种生活绝对不是他想要的生活。**结尾不仅仅是对死者重要，也许，对**

于留下的人，甚至更重要。 她决定告诉他们不要插管。我给我妹妹打电话，她正好要上火车去上班。她也没有为这个消息做好准备。

"怎么会这样？"她问道，"我们确定他不能回到昨天的状态了吗？"

我说："看来不太可能。"家庭所有成员对这类情况看法一致的情况不多。我第一个意识到我父亲已经走到了生命尽头，我最担心犯下延长他痛苦的错误。我把宁静终了的机会视为祝福。但是，我妹妹，特别是我母亲，觉得完全不确定他已经到终点了，他们最怕犯的错误是可能没有足够长地保持他的生命。但是，我们一致同意不让医院采取任何进一步措施让他心脏复苏，虽然希望渺茫，我们还是希望他可以坚持到我和妹妹赶过去见他。医院方面把他转移到一个单独的病房，我们两兄妹则查找航班。

那天上午稍晚，我在机场登机口等候的时候，接到我母亲的电话。

她欣喜若狂地说："他醒了！"而且还认识她，他甚至敏锐到询问自己的血压情况。我为自己以为他不会醒来而羞愧。无论一个人有过多少见识，都无法预测自然。不过，更重要的、我不断想着的是：我要去他身边。他甚至可能再活一些日子。

结果，他只活了 4 天。我来到他床边的时候，发现他对于在医院醒来既警惕又不高兴。他说，谁都不听他的话。他醒来后痛得不行，但是医务人员怕他再次失去知觉，就是不给他足够的镇痛药。我请护士给他他在家里使用的剂量，但她必须得到值班医生的允许，而医生只同意给一半的剂量。

到凌晨 3 点时，我父亲终于受够了。他开始大声喊叫，要求他们给他取掉静脉注射，让他回家。"为什么你们什么都不做？"他吼道，"为什么你们让我遭罪？"他已经痛得语无伦次了。他用手机给几百千米之外的克利夫兰诊所打电话，告诉一位困惑不解的值班医生"采取措施"。他的夜班护士终于获许可以给他静脉注射大量的麻醉剂，但是他拒绝了。他说："那没用。"到了凌晨5点，他终于接受了我们的劝说打了针，之后疼痛开始缓解，他平静下来。但是他还是想回家。置身旨在不惜一切代价保证活命、除此之外不知道该怎么办的医院，他明白自己永远说了不算。

我们安排医务人员把上午的药给他、停止吸氧，并停掉针对肺炎的抗生素，让我们带他走。到上午10点左右，他已经躺到自己的床上了。

他把我一个人留下来，反复对我说："我不想受苦，不管发生什么情况，答应我不让我吃苦好不好？"

这做起来比表面看起来艰难多了。例如，仅仅尿尿就是一个问题。一个星期以前，瘫痪进一步加重，表现之一就是他尿不出来。他还能够感觉到膀胱胀尿，但是怎么样都尿不出来。我把他扶到卫生间，帮他转过身子，坐到马桶上。他坐在那儿，我站在一边等，半个小时过去了，他坚持说"会出来的"。他试着不去想这件事，指给我看几个月前他在劳氏（Lowe's）买的马桶座圈。他说，那是电的。他极其喜欢，因为它有喷水冲洗功能和烘干功能，这样就不用别人帮他擦屁股，他可以自己照顾自己。

他问："你试过没？"

我说："没。"

他微笑着说："你应该试试。"

他还是一点儿都没尿出来，但他的膀胱开始痉挛。他痛得呻吟起来，说："看来你得给我导尿了。"善终护理护士对此早有预料，已经送来了导尿用具，并对我母亲进行了培训。但是我已经给我的病人做过上百次了，于是我把父亲从马桶上拖起来，把他弄回床上，动手给他导尿。这个过程中，他一直紧闭着双眼。谁会想到自己会有这一天呢？终于，我把导尿管插了进去，尿一下子奔涌而出。那一瞬间的舒畅感无疑是强烈的。

他最艰巨的困难仍然是搏击肿瘤带来的疼痛——不是因为疼痛难以控制，而是因为就给予它多大的控制方面，很难达成一致意见。第三天，他又很长时间叫不醒。问题变成了是否继续给他平常剂量的液态吗啡。液态吗啡可以放在他的舌下，通过黏膜吸收进血流中。我和我妹妹认为应该这么做，我们怕他被痛醒。而我母亲不同意，她担心发生相反的情况。

"也许如果有一点儿痛，他就会醒来呢，"她含着眼泪说，"他还能做这么多事。"

即便在他生命最后的几天，我母亲也没判断失误过。当病情允许他考虑身体基本要求以外的东西时，他就会如饥似渴地抓紧机会享受一些小小的乐趣。他还能够享用某些食物，吃的过程惊人顺畅。他要求吃薄煎饼、米饭、咖喱四季豆、土豆和一些印度美食，如 yellow split-pea dahl、black-eyed-pea chutney 和 shira（一种他年轻时吃过的甜味菜肴）。他和孙子孙女们在电话里交谈，翻看过去的照片。对于没完成的事，他作出指示。他仅剩下了最后一点点能够把握的生命，对此，我们也为之痛苦挣扎。我们可以帮他延长一点儿生命吗？

然而，我记得我对他的承诺，并按计划每两小时给他一次吗啡。我母亲虽然很焦虑，但还是同意了。有好多个小时，他就那么静静地一动不动躺在那儿，发出咕噜咕噜的呼吸声。他会突然深吸一口气——听起来像是会突然断掉的鼾声，仿佛盖子掉下来一样，一秒钟后紧接着一声长长的吐气声。空气冲过他气管里的黏液，听起来好像有人在他的胸腔里摇晃装在空管子里的卵石一样。然后是好像要永远持续下去的悄无声息，直到一个新的循环重新开始。

我们都习惯了。他双手交叉放在肚子上，平和、宁静。我们好几个小时坐在他的床边，我母亲读着《雅典信使报》，喝着茶，担心我和妹妹有没有吃饱。此时此刻，能陪在父母身边，是最让我觉得安慰的事情。

在他临走的倒数第二天下午晚些时候，他出了一身大汗。我妹妹提议给他换衣服、擦洗身体。我们把他抬起来，让他身体前倾，采取坐姿。他失去了知觉，像一具尸体。我们想把他的衬衣从头上拉下来。这个工作不好做，我努力回忆护士的做法。突然，我意识到他的眼睛睁开了。

我对他说："嗨，爸。"他只是睁开了一会儿眼睛，观看情况。他的呼吸很艰难。

他说："嗨。"

他看着我们用一块湿布给他擦洗身体，给他换上了一件新衬衣。

"你痛吗？"

"不痛。"他示意我们他想起身。我们把他抱到轮椅上，推他到面向后院的窗前。后院里有花、有树，在这个美丽的夏日，院子里洒满了阳光。看得出来，他的神志渐渐清楚起来。

后来，我们把他推到餐桌边。他吃了一些芒果、番木瓜，喝了点儿酸奶，还吃了药。他一言不发，呼吸正常，沉思默想。

我问他："你在想什么？"

"我在想怎样不延长死亡的过程。食——食物延长了这个过程。"

这话我母亲可不爱听。

"我们很高兴照顾你，拉姆，"她说，"我们爱你。"

他摇摇头。

我妹妹说："很难受是不是？"

"是的，很难受。"

我问他："如果可以的话，你是不是更喜欢睡过去？"

"是的。"

"你不想像这样醒着，感觉到我们，跟我们在一起吗？"我母亲问道。

有一会儿，他没有说话。我们等待着。

"我不想经历这个。"他说。

父亲在生命的最后一天体验到的痛苦并不完全是身体上的——药的镇痛效果很好。有时候他"浮出水面"，在意识最清醒的时候，听见我们的声音，他会露出微笑。然后他"完全上岸"了，意识到事情还没有结束。他意识到，他本来希望已经全部消失的痛苦、焦虑仍然还在：身体的问题还在，但是，对他来说更困难的是心智的问题——糊涂、对未竟事业的担忧、对母亲的担忧、对自己会留下怎样的记忆的担忧。他只有睡着的时候才是平静的，醒着的时候他无法平静。既然生命在逼近极限，那么，他希望他的故事的最后几行是安宁。

在他最后一段醒来期间，他要求见孙子孙女们。他们没在那儿，所以我给他看 iPad 上的照片。他的眼睛睁得大大的，笑得很开心。他细致地看每一张照片。

然后他又陷入了昏迷，他的呼吸每次停顿二三十秒。每次我确信已经结束了，结果发现他又呼吸起来。这种状态持续了好几个小时。

最后，下午 6 点 10 分左右，当时我母亲和妹妹在交谈，我在看书。我注意到他呼吸停顿的时间比过去长。

我说："我想他已经停止了。"

我们来到他身边。母亲握着他的手，我们全都默默地听着。

呼吸声再未响起。

Being Mortal

Medicine

and

What Matters

in the End

三杯恒河水

思考死亡是为了活得更好

这本书讲述了人类对付自身的生物学约束，以及对抗基因、细胞、血肉、骨骼所设定的种种限制的斗争。医学科学赋予我们反抗种种局限的非凡力量，这种力量的潜在价值是促使我成为一名医生的核心原因。但是，由于医学领域中的人不愿承认这种力量的有限而且将永远有限，我一次又一次地看到我们给病人造成了伤害。

对于医学工作者的任务究竟是什么，我们一直都搞错了。我们认为我们的工作是保证健康和生存，但是其实应该有更远大的目标——**我们的工作是助人幸福**。幸福关乎一个人希望活着的理由。那些理由不仅仅是在生命的尽头或者是身体衰弱时才变得紧要，而是在人的整个生命过程中都紧要。无论什么时候身患重病或者受伤，身体或者心智因此垮掉，最重要的问题都是同样的：你怎么理解当前情况及其潜在后果？你有哪些恐惧，哪些希望？你愿意做哪些交易，不愿意做哪些妥协？最有助于实现这一想法的行动方案是什么？

近几十年，姑息医疗的诞生把这种思考带入对垂死病人的护理中。这个专业正在持续发展，并把同样的方法带给其他重症患者，无论他们是否处于垂死状态。我们有理由感到鼓舞，但是并没有理由庆祝。只有当所有临床医生都把这样的思考方式应用到每一个他们接触的病人身上的时候，才是庆祝的时候。到那时，已无须姑息治疗这样一个单独的专业。

如果作为人类就注定是受限的，那么，医护专业和机构，从外科医生到疗养院，理应协助人们搏击这些局限。有时候，我们可以提供疗愈，有时候只能提供慰藉，有时候甚至连这一点都做不到。但是，无论我们能够提供什么，我们的干预，以及由此带来的风险和牺牲，只有在满足病人个人生活的更大目标时，才具有合理性。一旦忘记这一点，我们就会造成极其残忍的痛苦；而如果我们记着这一点，那么，我们就能带来令人赞叹的好处。

我从来没有想到，我作为医生，事实上，作为人类，最有意义的体验会来自帮助他人处理医学无能为力的问题，而不仅仅是医学能够解决的问题。但是，无论是对于朱厄尔·道格拉斯这样的病人，还是佩格·巴切尔德这样的朋友，抑或我爱之深切的父亲，概莫能外。

***

我父亲至死也无须牺牲他的忠诚或者他的真我，为此，我充满感激。他甚至对他死后的愿望都很清晰。他给我母亲、我妹妹和我留下了指示。他希望我们把他的身体火化后，把骨灰撒在对他最重要的三个地方——雅典、他生长的村庄和所有印度教徒的圣地恒河。根据印度教的神话传说，人的遗骨一旦接触到这条伟大的河，他就确定能得到永远的拯救。所以，几千年来，人们把他们热爱的人的骨灰带到恒河，撒进恒河水。

所以，父亲去世几个月后，我们来到了瓦拉纳西。这是恒河岸边一座古老的寺庙城市，其历史可以追溯到公元前12世纪。太阳升起之前我们就起床了，一路步行，爬上河边的石梯——那是大河沿岸由陡峭的梯步围成的围墙。我们早已预约了一位梵学家，也是一位圣人，他带领我们上了一尾小木船，一位划手早已在等着我们，要把我们送到黎明前的河心。

空气干燥、寒冷。城市的塔尖和河面笼罩在迷雾之中。静电喇叭里播放着一位寺庙上师唱的颂歌。河边那些赶早带着香皂来洗浴的人、一排排在石板上敲打衣服的男洗衣工人，以及一只歇坐在泊船上的翠鸟都被这歌声环绕着。我们经过河岸平台，上面堆着巨大的栈木，等候那天要火化的几十具尸体。船离河岸越来越远，透过迷雾的太阳已经隐约可见，这时，梵学家开始吟唱。

作为家里最年长的男性，我被叫去协助我父亲实现解脱（moksha）的仪式——解脱无尽的俗世死亡循环，实现重生，登上极乐世界。梵学家把一根细绳绕在我右手的第四指上。他要我拿着装着我父亲骨灰、手掌大小的黄铜骨灰瓮，往瓮里撒入草药、花和一些食物：槟榔、米饭、葡萄干、水晶糖和姜黄。然后，他要其他家人也照此办理。我们烧了香，等待香烟弥漫在骨灰上。梵学家从船头拿过来一个小杯子，要我喝下三小勺恒河水。然后，他要我把骨灰瓮里的骨灰从我的右肩头倒进河里，然后把骨灰瓮及盖子一起扔进河里。他用英语告诫我"别看"。我没看。

无论我父母付出怎样的努力，要在俄亥俄的小镇培养出一个优秀的印度教徒确实很困难。我不太相信人的命运由神控制的观念，也不认为我们所做的一切会在什么死后世界为我父亲求得一个特殊的地位。恒河对于世界上最大的宗教之一可能是神圣的，但是对于身为医生的我来说，它更突出的地方在于它是世界上污染最严重的河流之一，而这部分是那些被扔进河里、未充分火化的尸体所致。当得知我得喝几口恒河水后，我预先在网上查了恒河的细菌计数，并预先服用了适当的抗生素。（即便如此，由于没考虑到寄生虫的问题，我还是感染了贾第虫。）

然而，我还是为有机会扮演自己的角色而感到由衷的感动和感激。一方面，我父亲有这种心愿，我母亲和妹妹也有这种心愿。而且，虽然我觉得我父亲并不在那个瓮和半份灰色的粉灰里，但是，我还是觉得，在这个长久以来人们一直举行这种仪式的地方，我们把他同比我们自身大得多的事物联结在了一起。

在我的童年时代，父亲总是教育我要有毅力：永远不要接受遭遇的限制。作为一个成年人，我观察生命最后几年的他，也亲眼看到他如何忍耐那些无法凭希望使之消失的限制。什么时候应该从挑战局限转变为尽量充分利用它们，往往并不是那么显而易见。但是有一点是很清楚的：有时候挑战得不偿失。我帮助父亲经过了确定那个时刻的挣扎，这是我最痛苦、同时也最幸运的人生阅历。

面对局限，我父亲的部分处理方式是不带幻想地看待它们。虽然他的情形有时候令他难过，但是，他从来不假装它们比实际情况更好——他不粉饰太平。他从来就明白生命的短暂以及个人在世界上的渺小。但是，他也把自己视为历史链条中的一环。**漂浮在这条水流汹涌的历史长河中，我情不自禁地感到无数代人的手穿越时间相握在一起。通过把我们带到这里，我父亲帮助我们理解，他是有着几千年历史渊源的故事的一部分——我们也是。**

我们幸而能够听到他讲述他的愿望，听到他跟我们说再见。通过有机会做这些事，他让我们知道，他的心境安宁。这也让我们心境安宁。

撒完父亲的骨灰后，我们又默默地在河面上随波逐流漂了一阵子。当太阳蒸发了薄雾，我们的身体在阳光照耀下温暖起来。然后我们示意划手可以走了，他捡起了船桨，我们向河岸驶去。

Being Mortal

Medicine

and

What Matters

in the End

致谢

对于本书的写作，我要感谢很多人。首先，也是最重要的，要感谢我的母亲苏西拉·葛文德（Sushila Gawande）和我的妹妹米塔（Meeta）。我知道，把我父亲生病、亡故的故事写进书中，无疑又一次提醒了她们宁肯不去重温的时刻，而且她们也不一定用我的方式叙述那些时刻。尽管如此，她们总是时时处处帮助我，回答我提出的难题，搜索她们的记忆，为我查找从笔记到病历在内的所有资料。

美国和国外的亲人也提供了必要的帮助。特别是印度的叔叔雅道劳（Yadaorao Raut），他寄给我旧书信和旧照片，搜集家族成员对我父亲和爷爷的回忆，帮我核实了诸多细节。娜恩、吉姆、查克和安·霍布森慷慨分享了他们对爱丽丝·霍布森生活的回忆和记录。

我也受惠于我认识的许多人，他们给我介绍他们对老年或重病的体验，或者处理家庭成员中老年疾病患者的经验。有两百多人愿意花时间给我讲他们的故事，让我了解他们的生活。书中明确提到名字的只是很少一部分人，但是那些没有提到的人也要在此一并感谢！

我还要感谢几十位来自养老院的一线员工、姑息治疗专家、善终服务工作人员，以及疗养院改革者、先驱和反对者。他们带我参观，分享了很多我闻所未闻的观念。我尤其想感谢两个人：罗伯特·詹肯斯（Robert Jenkens），他为我敞开大门，带我认识了一大群改造老年支持服务的人们；达纳·法伯癌症研究所（Dana Farber Cancer Institute）的苏珊·布洛克，她不仅把我领入姑息治疗和善终护理世界，还让我成为她的合作伙伴，共同研究如何应用本书描述的这些洞见，使之成为我们工作的地方及其他地方的医疗的一部分。

布莱根妇女医院和哈佛公共卫生学院是我的根据地，15 年来给我的工作提供了难以置信的支持。我在阿里亚德妮实验室（Ariadne Lab）的团队，即我所带领的联合创新中心，不仅使得手术、卫生制度研究和写作三项事务同时进行变得可行，而且根本就是一件赏心乐事。如果没有卡莉尔·希奇阿岚（Khaleel Seecharan）、凯蒂·赫尔利（Katie Hurley）、克里斯蒂娜·维特克（Kristina Vitek）、塔尼娅·帕里特（Tanya Palit）、詹妮弗·纳德尔森（Jennifer Nadelson）、比尔·贝利（Bill Berry）、阿尼俄·爱泼斯坦（Arnie Epstein）、奇普·穆尔（Chip Moore）和迈克尔·津纳（Michael Zinner），这本书根本就不可能成书。戴利亚·利特曼（Dalia Littman）帮我做事实核查。最不可缺少的是聪明、无畏的埃米·喀拉基（Ami Karlage），过去三年他作为研究助手、分镜艺术家、手稿组织者、被征询意见者，以及需要的时候，Bourbon Brambles 鸡尾酒提供者，参与了本书的创作。

《纽约客》杂志是我的另一个创意之源。能够为这份令人惊异的杂志写文章（感谢你，戴维·雷姆尼克 ①），能够有伟大的亨利·芬德尔（Henry Finder）做我的编辑和朋友，我觉得自己真是太幸运了。他见证了我为杂志

---

① David Remnick，《纽约客》杂志总编。——译者注

撰写成为本书基础的那两篇文章的过程，并介绍给我许多关键的新思想（是他推荐我读乔赛亚·罗伊斯）。

蒂娜·班尼特（Tina Bennett）是我不知疲倦的代理人、我全力的保护者。从大学时代开始，她就是我的好朋友。虽然关于出版的很多规矩都在改变，但她总是为我找到一条途径，使我能扩大读者群并坚持写我愿意写的东西。她真的无与伦比。

洛克菲勒基金会为我提供其漂亮的贝拉吉奥中心。我在这里开始本书的写作，后来又在这里完成了第一稿。我同亨利、蒂娜、戴维·西格尔（David Segal）及雅各布·韦斯伯格（Jacob Weisberg）的交谈改变了我看待本书的方式，促使我把它从头到尾修改了一遍。利奥·凯里（Leo Carey）对最后一稿做了逐行编辑，他对语言的敏感及清晰的表达能力极大地提升了本书。里瓦·霍切尔曼（Riva Hocherman）在每一个阶段都给我极大的帮助，并对本书做了一次非常珍贵的最后通读。也谢谢格里戈里·托夫比斯（Grigory Tovbis）和罗莎琳·施洛斯（Roslyn Schloss）的重要贡献。

我的妻子凯瑟琳·霍布森（Kathleen Hobson）对于本书的重要性超出了她的想象。书中的每一个想法和故事我们都一起讨论过，很多情形也是我们的共同经历。她给予了我永远的支持和鼓励。我从来不是一个麻利的写作者，有些作者说自己写作时文思泉涌，一个个词语从指尖流出，对此我根本不能理解。对我来说，词语来得很缓慢，而且我要经过反复的努力才得出来。但是凯瑟琳总是帮助我找到合适的说法，让我知道，不论花多长的时间，工作是可以完成的，也是有价值的。她和我们三个了不起的孩子，亨特、海蒂和沃尔克拽着我走完全程。

还有我的编辑萨拉·博尔希特儿（Sara Bershtel），她是那么地坚强、敬业。在编辑本书的过程中，萨拉遭遇了家庭内部发生的最困难的事情。如果她选择撒手不管，那也是完全可以理解的。但是她对本书的关注从未动摇。她小心翼翼地和我一起修改每一稿，逐段检查，确保我的每一部分都尽可能真实、正确。正是因为萨拉的奉献，本书表达了作者希望表达的内容。所以，本书是献给她的。

译者后记

　　疾病的处理和老年的安顿是个人、家庭和社会的根本问题和文化最重要的表征，也是我长期关注和思考的现象。2014 年 10 月，看到多家媒体推荐 Being Mortal 时，感觉正好回应了我的关切，我非常好奇美国人是如何思考和处理病、老、死的问题的，相信一定会有丰硕的收获，于是立刻买来拜读了。

　　我非常喜欢这本书，其中既有一个个真切的个人故事，也展示了大量心理学、社会学的实证研究成果，信息量非常大，让人深受启发。我觉得这么好的书应该让更多的人分享，所以，读后立即写了题为《养老与临终护理的他山之石》的读后感。但依然觉得意犹未尽，强烈希望把它介绍给中国的读者，我于是开始着手翻译。

　　作者在书中主要讨论了三大话题：临终医疗、护理和养老。透过作者提供的一个个案例，读者可以看到美国人享受到的良好、充分的医疗，美国病人和医生的互动过程。作者对美国养老历史及现状的考察，让我们看到美国老年人普遍享有比较体面、舒适的老年生活。养老的社会化既保证老年人受到专业、可靠的照顾，又不增加儿女事务性的负担；类型多样、选择丰富的养老机构可以保障老年人的安全、医疗、生活、社交等方面的需求，而且这些机构还在不断地改进，往更人性化、更个性化的方向发展。

以我一个中国人的视角看，美国的医疗和养老状况令人艳羡。不过，作者写这本书可不是为了赞扬美国的成就，而是对美国医学界提出了严厉、深刻的批评——他认为美国医学界没有做好照顾临终患者和老年人的准备：医务人员对临终病人和老年人的心理需求、情感需求了解和关怀得不够，常常不关心治疗是不是符合病人的最大利益，即有意义地活着；他批评医生在明知治疗已经没有意义的时候，还在继续提供治疗方案，提供虚假希望，导致病人以非常不人道的方式死去，他认为这样的治疗很野蛮，是对病人的折磨。他描写的那些被过度、无效治疗折磨的病例是在"奢侈地遭罪"，读之令人不寒而栗。

作者高度评价姑息治疗、善终服务——这是在积极治疗无效和最终死亡之间的一个新的医学与护理阶段，不以治疗为主，而以帮助病人减少痛苦，在亲人的陪伴下，在善终服务医护人员的调理下，安宁地死去为要。他提供的几个实例阐述了善终服务的方式、内容及其对于临终病人的益处——这样的临终、死亡方式值得期待。

作者对医患沟通方式的臧否对于时下中国紧张的医患关系应该有所启迪。他批评传统的"家长型"模式——医生拥有全部的权威，做治疗决定，病人是医生决定的被动接受者；他也反对"资讯型"模式——这是一种零售式的关系，医生负责提供信息，病人负责做决定，但病人常常很茫然，很难作出正确的决定；他推崇"解释型"医患关系——医生和病人共同做治疗决定，为此，医生要充分了解病人的治疗目标、生命愿望，然后努力帮助病人实现。

"解释型"医患关系要求以病人为中心、以病人的目标和愿望为中心，因此，需要医生充分了解病人，同病人进行"艰难的谈话"。作者通过包括他父亲在内的几个具体案例，对"艰难的谈话"的意义以及具体操作，给予了详细的介绍。

美国老年人从以居家养老、子女照顾为主到以社会化养老为主，与工业化、少子化、经济发展程度、现代化水平息息相关。正在进入相似状态的中国，传统养老方式越来越难以为继，而社会的准备、政策的配套、人们的心理都还处于社会化养老的准备阶段。美国老人的社会化养老已经相当成熟、成体系了，可以为起步阶段的中国养老事业提供极有价值的借鉴。

作者是一位优秀的医生，也是一位深具慈悲心肠、富有人道精神和人文情怀的作家。他通过一个个具体的案例，从他作为医生、朋友、亲人、儿子的不同角度，思考医学、疾病与老年。他的观察和思考有助于读者更好地思考这些切身的问题，帮助读者做好应对的准备，使读者可能成为更明智的病人或病人家属，有可能老得更舒服，死得更安详。对在医疗、养老领域工作的读者来说，作者的观察和思考尤其有价值。如果我们的医护人员、老年护理者能够阅读、思考和借鉴美国同行的研究、实践成果，我们的医疗、临终和老年生活的品质及生命的长度可望提高——而且，根据美国学者的研究，很可能伴随治疗费用降低、住院及用药减少。

对于中国读者来说，除了可以了解到美国人的临终医疗、护理和养老情况，也可以通过那些真实的故事，了解到美国人的亲情——他们的儿女如何陪伴、支持和照顾生病年老的父母；夫妻之间的那种相濡以沫、体贴入微，感人至深；成年儿女患重病的时候，父母亦提供了深切的关心和陪伴；朋友之间的牵挂和关爱也令人动容。就人与人之间的情谊而言，美国人跟中国人都一样，充满着人间温情与关爱。

特别值得一提的是，作者的父亲是从印度移民到美国的医生，与印度的亲人还保持着密切的联系，在美国发达以后不仅寄钱给父亲及兄弟，也为乡里修桥铺路，甚至在家乡建了一所以母亲的名字命名的大学，并且一直是虔诚的印度教徒。特殊的家庭背景使作者在观察和写作的时候，自然地带上了跨文化比较的视野——他比较了印度养老方式（传统）与美国养老方式（现代）的区别。不过，读完本书以后，也许会觉得，这些文化差异其实更多地根源于社会、经济发展水平以及现代化进程的差异，全世界的养老方式，同医疗方式一样，越来越趋同。

本书的英文书名 Being Mortal，是把 mortal being 换了顺序。mortal being 的意思是"凡人"——相对于神的存在。信徒认为，神在生命的意义上是永生不死的，在智慧、能力的意义上是全知全能、无限性的存在，而凡人则在生理意义上有生老病死，在认识、理解和能力上，是有限性的存在。being mortal 直译就是"凡人有死"，我曾经想过翻译成"身为凡人"，但是考虑到"身为凡人"不容易揭示本书的内容，而中文读者对"死"字比较忌讳，所以，我想不妨理解为"残阳依旧好"，给人一些遐想和指望。

本书的翻译得到了我的夫君、汉学家、翻译家白亚仁（Allan H. Barr）先生最大的支持和帮助。在翻译过程中，他充当我的顾问，随时回答我的问题，同我讨论一些文辞语句的理解和翻译。我和亚仁共同的朋友、作家、翻译家孔亚雷先生促成了我同出版机构的合作，他也阅读了我的部分译稿，并提供了中肯的建议。策划编辑季阳女士为本书的出版付出了巨大的心血。在此，谨对他们表示衷心的感谢。

未来，属于终身学习者

我们正在亲历前所未有的变革——互联网改变了信息传递的方式，指数级技术快速发展并颠覆商业世界，人工智能正在侵占越来越多的人类领地。

面对这些变化，我们需要问自己：未来需要什么样的人才？

答案是，成为终身学习者。终身学习意味着具备全面的知识结构、强大的逻辑思考能力和敏锐的感知力。这是一套能够在不断变化中随时重建、更新认知体系的能力。阅读，无疑是帮助我们整合这些能力的最佳途径。

在充满不确定性的时代，答案并不总是简单地出现在书本之中。"读万卷书"不仅要亲自阅读、广泛阅读，也需要我们深入探索好书的内部世界，让知识不再局限于书本之中。

湛庐阅读 App: 与最聪明的人共同进化

我们现在推出全新的湛庐阅读 App，它将成为您在书本之外，践行终身学习的场所。

- 不用考虑"读什么"。这里汇集了湛庐所有纸质书、电子书、有声书和各种阅读服务。

- 可以学习"怎么读"。我们提供包括课程、精读班和讲书在内的全方位阅读解决方案。
  谁来领读？您能最先了解到作者、译者、专家等大咖的前沿洞见，他们是高质量思想的源泉。

- 与谁共读？您将加入到优秀的读者和终身学习者的行列，他们对阅读和学习具有持久的热情和源源不断的动力。

在湛庐阅读 App 首页，编辑为您精选了经典书目和优质音视频内容，每天早、中、晚更新，满足您不间断的阅读需求。

【特别专题】【主题书单】【人物特写】等原创专栏，提供专业、深度的解读和选书参考，回应社会议题，是您了解湛庐近千位重要作者思想的独家渠道。

在每本图书的详情页，您将通过深度导读栏目【专家视点】【深度访谈】和【书评】读懂、读透一本好书。

通过这个不设限的学习平台，您在任何时间、任何地点都能获得有价值的思想，并通过阅读实现终身学习。我们邀您共建一个与最聪明的人共同进化的社区，使其成为先进思想交汇的聚集地，这正是我们的使命和价值所在。

CHEERS

湛庐阅读 App
使用指南

读什么

· 纸质书
· 电子书
· 有声书

与谁共读

· 主题书单
· 特别专题
· 人物特写
· 日更专栏
· 编辑推荐

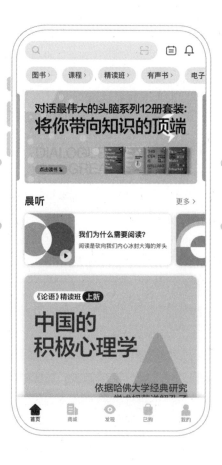

怎么读

· 课程
· 精读班
· 讲书
· 测一测
· 参考文献
· 图片资料

谁来领读

· 专家视点
· 深度访谈
· 书评
· 精彩视频

HERE COMES EVERYBODY

下载湛庐阅读 App
一站获取阅读服务

著作权合同登记号　图字：11-2023-143

Being Mortal: Medicine and What Matters in the End by Atul Gawande

Copyright © 2014 by Atul Gawande

All rights reserved including the rights of reproduction in whole or in part of any form.

本书中文简体字版经授权在中华人民共和国境内独家出版发行。未经出版者书面许可，不得以任何方式抄袭、复制或节录本书中的任何部分。

图书在版编目（CIP）数据

最好的告别：关于衰老与死亡，你必须知道的常识 /
（美）阿图·葛文德著；王一方主编；彭小华译 . — 杭
州：浙江科学技术出版社，2023.5
　　ISBN 978-7-5739-0593-2

Ⅰ . ①最…　Ⅱ . ①阿…②王…③彭…　Ⅲ . ①临终关
怀学　Ⅳ . ① R48

中国国家版本馆 CIP 数据核字（2023）第 064784 号

书　　名	最好的告别：关于衰老与死亡，你必须知道的常识	
著　　者	[美] 阿图·葛文德	
主　　编	王一方	
译　　者	彭小华	

出版发行	**浙江科学技术出版社**
	地址：杭州市体育场路 347 号　邮政编码：310006
	办公室电话：0571-85176593
	销售部电话：0571-85062597
	网址：www.zkpress.com
	E-mail:zkpress@zkpress.com
印　　刷	天津中印联印务有限公司

开　　本	710×965　1/16		印　　张	16.75
字　　数	207 000		插　　页	3
版　　次	2023 年 5 月第 1 版		印　　次	2023 年 5 月第 1 次印刷
书　　号	ISBN 978-7-5739-0593-2		定　　价	99.90 元

责任编辑	唐　玲　刘雯静		**责任美编**	金　晖
责任校对	张　宁		**责任印务**	田　文